AMPHETAMIN
IN DER KLINISCHEN MEDIZIN

EIGENSCHAFTEN UND PRAKTISCHE
VERWENDUNG

VON

W. R. BETT
M.R.C.S., L.R.C.P., F.R.S.L.

LEONARD H. HOWELLS
B.Sc., M.D., F.R.C.P.
PHYSICIAN, UNITED CARDIFF HOSPITALS

UND

A. D. MACDONALD
M.A., M.D., M.Sc.
LEECH PROFESSOR OF MATERIA MEDICA, THERAPEUTICS
AND PHARMACOLOGY, UNIVERSITY OF MANCHESTER

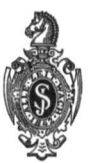

Springer-Verlag Berlin Heidelberg GmbH

1956

TITEL DER ENGLISCHEN AUSGABE:

AMPHETAMINE IN CLINICAL MEDICINE
ACTIONS AND USES

E. & S. LIVINGSTONE LTD. EDINBURGH AND LONDON

ISBN 978-3-642-85562-7   ISBN 978-3-642-85561-0 (eBook)
DOI 10.1007/978-3-642-85561-0

Softcover reprint of the hardcover 1st edition 1956

Vorwort

Die Literatur über die pharmakologischen Wirkungen und klinische Anwendung der Amphetamine ist in den letzten zwei Jahrzehnten so reichhaltig geworden (und wächst immer weiter an), daß es für den von seiner Praxis in Anspruch genommenen Arzt schwierig geworden ist, über die wirklich wichtigen Entwicklungen auf dem laufenden zu bleiben.

Dieses kleine Buch erhebt nicht den Anspruch, die Literatur bis zum heutigen Tage lückenlos darzustellen. Es soll lediglich dem praktischen Arzt als Leitfaden dienen, wann und wann nicht und in welcher Dosierung er dieses wirklich wertvolle, aber häufig falsch verwendete Arzneimittel verordnen soll. Es beruht weitgehend auf persönlichen Erfahrungen, die durch entsprechende Mitteilungen aus neueren Publikationen ergänzt wurden.

Die Autoren

Dezember 1954

Inhaltsverzeichnis

Kapitel I

HISTORISCHE EINLEITUNG

Von

W. R. BETT

Die Geschichte der Amphetamine beginnt im Jahre 1887, als
L. EDELÉANO zuerst das flüchtige Amino-β-phenylisopropylamin
(Amphetamin) aus der Phenylmethylacrylsäure darstellte[1]. Im
Jahre 1910 beschrieben GEORGE BARGER u. H. H. (jetzt Sir HENRY)
DALE[2], die in den physiologischen Forschungslaboratorien von
Wellcome über aromatische Amine arbeiteten, eine Serie ähnlicher
Stoffe, die sie „Sympathomimetika" nannten. In den nächsten
17 Jahren konzentrierte sich das Interesse der Forscher auf Ephedrin. Synthetisiert und untersucht wurde Amphetaminsulfat erst
wieder im Jahre 1927 von C. A. ALLES[3] in Los Angeles, Kalifornien,
der einen bequemer zugänglichen und billigeren Ersatz für Ephedrin
auffinden wollte. Er entdeckte auch zuerst die stimulierende Wirkung auf das Zentralnervensystem und schlug vor, diese therapeutisch zu verwenden. Die Entdeckung der pharmakologischen Eigenschaften und therapeutischen Möglichkeiten der flüchtigen Base von
Phenylisopropylamin im Jahre 1930 war das Werk von F.P.NABEN-
HAUER, der zu dieser Zeit Chefchemiker in den Laboratorien von
Smith, Kline & French in Philadelphia war. Diese Entdeckung
hatte im Jahre 1932 die Einführung des „Benzedrin"-Inhaler zur
Folge — des ersten flüchtigen Vasoconstrictors für die Nase.

„Benzedrin"* ist der geschützte Name für Amphetamin.

„Amphetamine" ist der wissenschaftliche Name, den der Council
on Pharmacy and Chemistry der American Medical Association[4]
festlegte und der in die Liste der „New and non official remedies"
aufgenommen wurde. Etwas später kam Amphetamin auch in
Großbritannien in die britische Pharmakopoe.

---

* Reg. U. S. Patent Office.

Seit dem 1. Januar 1939 sind „Benzedrine"-Tabletten in England nur erhältlich auf das Rezept eines zur Praxis zugelassenen Arztes oder durch eine Eintragung in das „Poisons Register". Amphetamin wird auf verschiedene Weise benannt: α-Methyl-phenaethylamin, Phenylisopropylamin, Benzyl-methyl-carbinamin und 1-Phenyl-2-amino-propan.

Dextro-amphetamin (d-α-Methyl-phenaethylamin, d-Phenyliso-propylamin, d-Benzyl-methyl-carbinamin, d-1-Phenyl-2-amino-propan („Dexedrine"), ist der rechtsdrehende Bestandteil von d,l-Amphetaminsulfat („Benzedrin").

Im Jahre 1926 behaupteten L. W. JONES und E. S. WALLIS[6] von der Princeton-Universität, die rechtsdrehende Form dargestellt zu haben, aber es ist zweifelhaft, ob sie sie in reinem Zustand erhalten haben. Im Jahre 1931 berichteten E. S. WALLIS u. S. C. NAGEL[7] über ihre Synthese aus d-Benzylmethylessigsäure. Im folgenden Jahr isolierte W. LEITHE[8] von der Universität Wien d-Amphet-amin als weinsaures Salz aus dem Racemat, und im Jahre 1943 C. JAROWSKI u. W. H. HARTUNG[9] von der Universität Maryland die Isomeren als mandelsaure Salze. Sie stellten auch Vergleiche an zwischen physiologischen Wirkungen der Verbindungen und ihren Löslichkeiten, ihren Schmelzpunkten und ihren Drehungswinkeln im polarisierten Licht. Kein neueres Arzneimittel — Sulfonamide, Penicillin und Streptomycin vielleicht ausgenommen — hat ein so lebhaftes Interesse in medizinischen (und nichtmedizinischen) Kreisen gefunden wie Amphetamin und später d-Amphetamin. Die Literatur über beide Substanzen ist außerordentlich groß und beschäftigt sich mit ihren Eigenschaften nach jeder Richtung hin. Immer noch wird über neue therapeutische Anwendungen berichtet. In den Anfängen seiner therapeutischen Laufbahn mußte sich „Benzedrin" viel gefallen lassen von sensationellen Presseartikeln („Zuversichts-Mittel", „Aufpulverungspillen", „Gib mir eine Pille anstelle eines Cocktails"). Mit der Zeit und dem Reifen der Erfahrung aber bekam „Benzedrin" trotz seiner schillernden Vielseitigkeit eine wissenschaftlich fundierte Basis[10]. Der erste klinische Bericht von M. PRINZ METAL (Los Angeles) u. W. BLOOMBERG (Boston)[11] im Jahre 1935 über die Verwendung von „Benzedrin" betraf die Behandlung der Narkolepsie. Die 9 Patienten der Verfasser boten typische Krankengeschichten einer einwandfreien Narkolepsie, wobei wenigstens 3mal täglich Anfälle von Schlaf auftraten. Bei 7 Patienten waren epileptische Äquivalente und ähnliche Zustände mit der Narkolepsie verbunden. 7 Patienten hatten bereits in der üblichen therapeutischen Dosis für beträchtliche Zeit Ephedrin genommen, aber nur einer von ihnen wurde vollständig von seinen Symptomen befreit. Bei allen diesen Fällen brachte „Benzedrin" in einer Dosierung von 10 mg einmal täglich bis 40 mg dreimal täglich vollständige Befreiung von den Schlafanfällen und praktisch vollständige Heilung von den epileptischen Äquivalenten. Im Durchschnitt erwies sich „Benzedrin" 3mal so wirksam wie Ephedrin. „Bei 4 Fällen gaben große Einzeldosen von Ephedrin von 80—150 mg keine Besserung, während mäßige ‚Benzedrin'-Dosen, etwa von 30 mg, vollständiges Verschwinden der Symptome herbeiführten." In nur einem Fall war Ephedrin so wirksam wie „Benzedrin".

Während des zweiten Weltkrieges wurden in Großbritannien alle Wehrmachtsteile mit insgesamt 72 Millionen „Energie-Tabletten" versorgt, und ungefähr die gleiche Anzahl wurde bei den amerikanischen Streitkräften gebraucht. Zahlreiche Beiträge in der Literatur bezeugten die Brauchbarkeit des Mittels als eine besonders in die Augen springende, aber doch ungefährliche Maßnahme in Notfällen. Bei vielen gefährlichen Aufträgen half „Benzedrin" übermüdeten Soldaten, die Schlacht gegen den Schlaf zu gewinnen, wenn sie nicht durch frische Reserven abgelöst werden konnten. „Als das Ergebnis ausgedehnter Laboratoriumsuntersuchungen und Felderfahrungen über den Wert und die Grenzen von ‚Benzedrin' ", schrieb Generalmajor DAVID N. W. GRANT[12], „kann amtlich festgestellt werden, daß dieses Medikament unter allen verfügbaren besonders befriedigend ist, um vorübergehend den Schlaf hintanzuhalten, wenn das Verlangen nach Schlaf die sichere Durchführung eines Befehls in Gefahr bringt. Bei richtiger Anwendung gibt ‚Benzedrin' einer Armee ein paar Extrastunden für den Kampf zu einer Zeit, wenn solche Stunden dringend benötigt werden." Der Wert des „Benzedrin"

bei der Bekämpfung der Müdigkeit während ununterbrochener,
langer Kämpfe im spanischen Bürgerkrieg wurde durch den Psychiater EMILIO MIRA[13] bestätigt. Gemäß der *Anweisung zur Rettung
des Lebens auf See nach Schiffbruch*[14] „vermindern ,Energie-
Tabletten' das Gefühl der Müdigkeit und Erschöpfung, fördern die
geistige Frische, heben den Mut, verlängern den Willen auszuhalten
und zu leben und halten den Schlaf fern".

Die Eigenschaft des Amphetamin, Anorexie hervorzurufen,
wurde zuerst im Jahre 1937 als Nebenwirkung berichtet, als seine
Einwirkung auf die Psyche genauer erforscht wurde (M. H.
NATHANSON[15]).

„Pervitin"

Desoxyephedrin wurde zuerst im Jahre 1919 von A. OGATA
(Japan[16]) hergestellt als d-Desoxyephedrin-hydrochlorid, welches
er d-Phenylisopropylmethylamin-hydrochlorid nannte. 10 Jahre
später setzte H. EMDE (Basel[17]) d-Pseudoephedrin in das entsprechende Chlorid um, erhielt durch katalytische Reduktion
1-Desoxyephedrin und bestätigte so die Struktur des Ephedrin.
Dem Desoxyephedrin wurde keine Aufmerksamkeit geschenkt bis
1938, als einige deutsche Untersucher (FLÜGEL, HAUSCHILD[18]) fest-
stellten, daß d-Desoxyephedrin-hydrochlorid nicht nur dem Benzedrinsulfat in seiner Wirkung nahe verwandt, sondern diesem sogar
überlegen war, weil dessen zentrale, euphorische und wachmachende
Eigenschaften erhalten werden konnten, ohne daß unerwünschte
Nebenwirkungen auftraten. Sie stellten auch den blutdruck-
steigernden Effekt dieser Substanz fest. Desoxyephedrin wurde
kommerziell zugänglich im Jahre 1939, in Großbritannien 1940.
Das Präparat wurde durch die deutschen Streitkräfte im zweiten
Weltkrieg benutzt und durch die deutsche Regierung im Jahre 1941
dem Betäubungsmittelgesetz unterstellt[19].

Einige geschützte Namen von Amphetamin
in verschiedenen Ländern

Aktedron — Ungarn	*Fenedrin* — Schweden
Amfetamina — Peru	*Leodrin* — Schweden
Benzedrina — Peru	*Mecodrin* — Schweden, Dänemark
Elastonon — Deutschland	*Ortédrine* — Frankreich

Phénédrine — Frankreich   *Simpatedrin* — Brasilien
Psychoton — Tschechoslowakei   *Simpatina* — Spanien
Simpamina — Italien

d-Amphetamine

Maxiton (tartrat) — Frankreich

Desoxyephedrine

Pervitin ⎱ Deutschland   *Neopharmedrine*—Niederlande
Isophen ⎰   *Doxephrin* — Schweiz
Methedrine — England   *Adipex* — Österreich

Anmerkung

Absichtlich wurde ein besonderer Abschnitt über die suchtmachende Wirkung des Amphetamin nicht aufgenommen, da die Existenz einer solchen Sucht noch sub judice ist. Inzwischen konnte jedoch einwandfrei festgestellt werden, daß eine Sucht im eigentlichen Sinne des Wortes nicht auftritt. Zwar ist bekannt, daß einige Psychopathen sehr große Dosen nehmen, aber wenn diese einmal die Dosis herausgefunden haben, die für sie geeignet ist, dann haben sie kein Bedürfnis gezeigt, ganz im Gegensatz zu wirklich Süchtigen, diese Dosis weiter zu steigern, und wenn man ihnen das Medikament entzieht, zeigen sie keine Entziehungserscheinungen. Auch treten bei ihnen beim Gebrauch von Amphetamin keinerlei soziale Schwierigkeiten auf.

Literatur

[1] EDELÉANO, L. (1887). Ber. dtsch. chem. Ges. **20**, 616.

[2] BARGER, G., and DALE, H. H. (1910) „Chemical structure and sympathomimetic action of amines." J. Physiol. **41**, 19—59.

[3] ALLES, G. A. (1927) „The comparative physiological action of phenylethanolamine." J. Pharmacol. **32**, 121—133.

[4] (1938) „Nonproprietary synonym for Benzedrine and Benzedrine Sulfate." J. Amer. med. Ass. **111**, 27.

[5] (1938) „Proposed changes in the Poisons List: sulphanilamide and benzedrine added." Lancet **ii**, 647.

[6] JONES, L. W., and WALLIS, E. S. (1926) „The Beckmann rearrangement involving optically active radicals." J. Amer. chem. Soc. **7**, 169—181.

[7] WALLIS, E. S., and NAGEL, S. C. (1931) „Molecular rearrangements involving optically active radicals. II. The Hofmann rearrangement of optically active acid amides." Ibid. **53**, 2787—2791.

[8] LEITHE, W. (1932) „Die Konfiguration der Ephedrine-Basen." Ber. dtsch. chem. Ges. **65**, 660—666.

[9] JAROWSKI, C., and HARTUNG, W. H. (1943) „Amino alcohols. xii. Optical isomers in the ephedrine series of compounds." J. organ. Chem. **8**, 564—571.

[10] (1947) „A versatile remedy." Lancet I, 567.

[11] Prinzmetal, M., and Bloomberg, W. (1935). „The use of benzedrine for the treatment of narcolepsy." J. Amer. med. Ass. **105,** 2051—2054.

[12] Grant, D. N. W. (1944) Air Force (Official Service Journal of the U.S. Army Air Forces), March, p. 25.

[13] (1942) „Dr Mira delivers Salmon lectures." Amer. J. Psychiatr. **99,** 459—460.

[14] (1943) M. R. C. War Memorandum No. 8. London: H. M. Stationery Office, p. 11.

[15] Nathanson, M. H. (1937) „The central action of beta-aminopropylbenzene (benzedrine): clinical observations." J. Amer. med. Ass. **108,** 528 bis 531.

[16] Ogata, A. (1919) J. pharm. Soc. Japan **451,** 751—764; (1920) Chem. Abstr. **12,** 745.

[17] Emde, H. (1929) „Über Diastereomerie. I. Konfiguration des Ephedrins." Helvet. chim. Acta, **14,** 365—376.

[18] Flügel, F. E. (1938) „Medikamentöse Beeinflussung psychischer Hemmungszustände." Klin. Wschr. **17,** 1286—1288.

Hauschild, F. (1938) „Tierexperimentelles über eine peroral wirksame zentralanaleptische Substanz mit peripherer Kreislaufwirkung." Ibid. **17,** 1257—1258.

Hauschild, F. (1930) „Zur Pharmakologie des 1-Phenyl-2-methylaminopropans (Pervitin)." Arch. exp. Path. Pharmak. **191,** 465—481.

See also U.S. Department of the Air Force, Washington (1950) *German Aviation Medicine World War ii.* Prepared under the auspices of The Surgeon General, U.S. Air Force, ii, 1085—1089, 1093—1099; Ivy, A. C., and Goetzl, F. R. (1943) „d-Desoxyephedrine: a review." War Med. **3,** 60—77.

[19] (1941) Med. Klinik **37,** 885; RGBl I/1941, p. 328.

Kapitel II

PHARMAKOLOGIE

Von

A. D. MACDONALD

Die Wirkungen und der klinische Gebrauch der Amphetamine haben in mancherlei Hinsicht pharmakologisches Interesse erweckt. In den 20 Jahren, in denen diese Mittel in klinischer Prüfung standen, sind viele Anwendungsmöglichkeiten vorgeschlagen worden. In diesem Kapitel sollen folgende Punkte kurz behandelt werden:

1. Ihre Wirkungen als Stimulantia des Zentralnervensystems, durch die sie sich besonders auszeichnen.

2. Ihre Wirkungen als sympathomimetische Substanzen, die relativ schwach sind.

3. Vergleich einzelner Substanzen dieser Gruppe und ihre Beziehungen zu gewissen anderen sympathomimetischen Aminen.

4. Beziehungen der therapeutischen Anwendungen dieser Verbindungen zu ihrer Pharmakologie.

Es handelt sich um kein neues Gebiet, und man ist fast gezwungen, dem Vorbild zu folgen, das in der umfassenden Übersicht über sympathomimetische Amine in chemischer, pharmakologischer und klinischer Hinsicht von BOVET u. BOVET-NITTI in den ersten 200 Seiten ihrer Monographie 1948 gegeben wurde. Ein guter Bericht über die Bedeutung der Amphetamine in der Medizin findet sich auch in der achten Ausgabe (1952) von CLARKS ,,Angewandter Pharmakologie". Eine sehr gedrängte Übersicht und einige nützliche Literaturstellen kann man in MARTINDALES Extra Pharmacopoeia", Vol. I, 1952, nachlesen.

Die Amphetamine gehören zu den stabilen sympathomimetischen Aminen. Sie sind als Injektion oder peroral gleich wirksam. Ihre Wirkung hält ziemlich lange an — bis zu 12 Std, wenn man größere

Dosen anwendet. Ungefähr die Hälfte wird unverändert durch die
Nieren ausgeschieden, der Rest in der Leber abgebaut. Selbst nach
sehr langer Anwendung liegt kein Anhalt dafür vor, daß sich eine
Gewöhnung entwickelt oder das Verhalten im Organismus bei
diesen Substanzen sich merkbar verändert.

Der Wirkungsmechanismus der Amphetamine ist noch nicht auf-
geklärt. Es ist möglich, daß sie wie Ephedrin mit Adrenalin um die
Aminooxydase konkurrieren oder durch Bindung dieses Fermentes
die Reaktionen des Organismus auf lokal freiwerdendes Adrenalin
verstärken. Aber wenn das die Hauptwirkung wäre, so wäre es
eigentümlich, wenn — wie es vorkommt — kleine Dosen die
Adrenalinwirkung verstärken und große sie abschwächen. Wenn
im Gehirn die Aminooxydase abgeschwächt wird, dann soll dadurch
die Produktion von Aldehyden vermindert werden, was den Sauer-
stoffverbrauch des Gehirns herabsetzt. SHENKIN hat festgestellt,
daß die zentrale Stimulation nicht abhängig ist von Veränderungen
in der Durchblutung. Wenn wir nach 20jährigen Untersuchungen
von Amphetaminen noch nicht in der Lage sind, genau den Grund
für die zentrale Stimulierung anzugeben, so kann dagegen ins Feld
geführt werden, daß die sonderbare Mischung von Erregung und
Lähmung nach Morphin und Codein nach viel ausgedehnteren
Untersuchungen noch schwieriger zu erklären ist. Man gewinnt
jedenfalls wenig dabei, wenn man eine Theorie aufstellt, welche
nicht allen vorhandenen Tatsachen Rechnung trägt.

Seit den Untersuchungen von ALLES und Mitarbeitern und der
Einführung des Amphetamin zur Behandlung der Narkolepsie 1 oder
2 Jahre später (1935) durch PRINZMETAL u. BLOOMBERG liegt das
Hauptinteresse bei dieser Arzneimittelgruppe in ihrer Fähigkeit,
das Zentralnervensystem zu stimulieren. Veränderungen der
Amphetaminstruktur, selbst wenn die sympathomimetischen Eigenschaften der neuen Verbindung dabei verstärkt werden, reduzieren
ihre Fähigkeit für zentrale Stimulation.

Diese Stimulation scheint ziemlich alle Hirnteile zu betreffen, aber
bei kleinen Dosen überwiegen doch die Effekte auf die Hirnrinde.
Das ist auffallender beim Menschen als im Tierexperiment, aber
selbst bei diesem sieht man eine deutlich verstärkte Aktivität sowohl
bei der Maus als auch bei der Ratte. Im Gegensatz dazu berichten
PFEIFFER und andere, daß die Haselmaus und das Eichhörnchen
im Winterschlaf nicht so stark erregt werden wie durch Ephedrin.

Ein auffallender und leicht demonstrierbarer Antagonismus findet sich gegenüber den Narkotica. Wenn man diese Mittel gleichzeitig oder hintereinander in geeigneten Dosen infundiert, dann kann der Grad der sedativen Wirkung mit großer Genauigkeit kontrolliert werden, so als wenn es genaue, sich gegenseitig neutralisierende äquivalente Dosen von Narkotica und Stimulantia gäbe. So kann eine tiefe und lange Anaesthesie mit Paraldehyd beim Kaninchen fast sofort durch 10 mg/kg Amphetamin intravenös aufgehoben werden. Viele Untersucher haben äquivalente Zahlen für verschiedene Hypnotika und für Amphetamin als Analepticum bei verschiedenen Tierspecies angegeben. Amphetamin kann beim Kaninchen die Körpertemperatur bis zu 3—4⁰ Celsius steigern. In neueren, noch unveröffentlichten Experimenten von R. Goswami in unserem Laboratorium konnten Amphetamin, Dexamphetamin und Methylamphetamin mit Cardiazol verglichen werden gegenüber den letalen, anaesthetischen und hypnotischen Dosen einer Thiopenton-Anaesthesie, wobei sowohl die Narkotica als auch die Analeptika verschieden dosiert wurden. Die Unterschiede zwischen den 3 Aminen waren nicht groß. Sie waren ungefähr 10mal so wirksam wie Cardiazol. In einer Gruppe von 24 Ratten wurde die Mortalität am stärksten durch Dexamphetamin (5 oder 10 mg/kg) gesenkt. Die Dauer der Anaesthesie und des darauffolgenden Schlafes wurde um die Hälfte oder mehr reduziert und die Atmungsgröße ungefähr verdoppelt. Die vorherige Anwendung eines Analepticums schützte die Tiere nicht deutlich vor der Wirkung des Anaestheticums oder der letalen Dosis von Thiopenton. Ein eingehender Bericht über diese Experimente wird anderswo erscheinen.

Die Amphetamine rufen Schlaflosigkeit und häufig Euphorie beim Menschen hervor und waren während des Krieges als ,,Energie-Mittel" bekannt wegen ihrer Fähigkeit, den Beginn der Ermüdung und des Schlafes zu verzögern. Darüber wird noch ausführlich in den klinischen Kapiteln gesprochen werden. Aber auch im Experiment ist es leicht zu demonstrieren, etwa an Studenten unter kontrollierten Bedingungen, daß die Amphetamine die Fähigkeit zur Lösung einfacher Aufgaben verbessern, sowohl körperlich bei Ergometerversuchen als auch psychisch bei Addition von Zahlenreihen. Bei sehr komplizierten Aufgaben, die große Koordination erfordern, wie beim Steuern eines Flugzeuges oder beim

Golfspiel, wird die Leistung nicht erhöht. Trotzdem hat der Autor
wiederholt festgestellt, daß es möglich war, nach einem anstrengen-
den Tag nachts einen Wagen zu fahren, ohne sich abgespannt oder
schläfrig zu fühlen, wenn er 10 mg Amphetamin genommen hatte,
und er ist sich dabei keiner Verschlechterung der Fahrtechnik
bewußt gewesen. Weitere Beweise für die zentrale Stimulierung
beim Menschen wurden durch Testung des Seh- und Hörvermögens
geliefert.

Euphorisierende Mittel sind immer verdächtig, möglicherweise
eine Sucht zu machen. Während eine Gewöhnung an Amphetamin
sich entwickeln kann, findet sich kein Anhaltspunkt für eine wahre
Sucht mit ihren sozialen Schädigungen und Entziehungssymptomen.
Die einzigen unangenehmen Symptome beim Absetzen sind Ruhe-
losigkeit, Schlaflosigkeit und ein deutliches Hungergefühl. Gelegentlich kommt Überempfindlichkeit vor und kann die weitere
Verwendung des Mittels verhindern. Bei über 1000 Studenten, die
peroral 10 mg Amphetaminsulfat zu experimentellen Zwecken
genommen hatten, wurde ein solcher Fall nur einmal beobachtet.

Im Vergleich zu Adrenalin sind die Blutdruckwirkungen der
Amphetamine, die sich nur wenig voneinander unterscheiden,
schwach und sind auf 0,2—1% des Adrenalins geschätzt worden.
Die Wirkungsdauer ist jedoch ungefähr 25mal länger. Die Blutdruckwirkung der Amphetamine wird abgeschwächt, wenn auch
nicht umgekehrt, durch Ergotamin und andere Sympatholytika
und nicht verstärkt durch Cocain. Da die Basen von Amphetamin
und Methylamphetamin leicht flüchtige Flüssigkeiten sind, sind sie
geeignet für lokale Anwendung mittels Inhalation. Sie rufen Kon-
traktionen der Capillaren hervor und reduzieren die Sekretion im
Nasen-Rachenraum. Methylamphetamin hat sich zur Blutdrucksteigerung brauchbar erwiesen, wenn der Blutdruck erheblich er-
niedrigt ist, wie bei vasovagalen Anfällen und bei der Lumbal-
anaesthesie. Bei über 87% von 750 Lumbalanaesthesien wurde der
Blutdruck durch die Anwendung dieses Mittels in wirksamer Weise
hochgehalten. Kein anderes Blutdruckmittel war so befriedigend
in dieser Hinsicht. Die Möglichkeit eines gefährlichen Blutdruck-
anstieges hat sich bei ausgedehnten Versuchen als völlig unerheblich
erwiesen.

An der glatten Muskulatur erweisen sich die Amphetamine im
allgemeinen nur als sehr schwach sympathomimetisch. Es kommt

zu einer geringen Bronchialmuskelerschlaffung und leichter Mydriasis. Im Gegensatz dazu wird der Dünndarm beim Kaninchen durch sie kontrahiert.

In der britischen Pharmakopoe 1953 und dem pharmazeutischen Codex finden sich kurze Zusammenfassungen über Amphetamin, Amphetaminsulfat, Dexamphetaminsulfat, Methylamphetamin und Methylamphetaminsulfat. Die rechtsdrehenden Isomeren haben auf das Zentralnervensystem eine stärkere, schnellere und

	Relative Toxicität	Antinarkotische Wirkung	Blutdruckwirkung
Amphetamin	1	1	1
Dexamphetamin	1,2	1—2	1
Methylamphetamin	0,7	1—2	1
Ephedrin	0,1	0,05—0,1	1

länger anhaltende Wirkung als die linksdrehenden oder racemischen Formen. Das stellt insofern einen Vorzug dar, als damit eine gleich starke Stimulation mit weniger Gefahr einer komplizierenden sympathomimetischen Wirkung erreicht werden kann. Amphetamin, Dexamphetamin und Methylamphetamin sind schwierig zu unterscheiden in ihren Wirkungen auf den Blutdruck oder die glatte Muskulatur (s. WISLICKI, 1949), aber Dexamphetamin und d-Methylamphetamin sind am Zentralnervensystem $\frac{1}{2}$—$\frac{2}{3}$ wirksamer als die racemischen Isomeren. Eine ähnliche Beziehung hinsichtlich der Dosis liegt zwischen 4-Hydroxy-Amphetamin (Paredrin) und 4-Hydroxy-methylamphetamin (Veritol, Pholedrin oder Paredrinol) vor. Diese werden hauptsächlich in 1%igen Lösungen in lokaler Anwendung als Vasoconstrictoren und Mydriatika gebraucht. Ihre Wirkungen ähneln denen, die man mit höheren Dosen von Ephedrin erhalten kann.

Die obenstehende Tabelle, aus verschiedenen Quellen zusammengestellt, versucht, vergleichbare Zahlen zu geben. Es muß aber betont werden, daß die relativen Zahlen für die Maus nicht auf die Ratte oder das Kaninchen anwendbar sind und noch weniger auf den Menschen.

Selbst innerhalb der Species Maus konnte von CHANCE gezeigt werden, daß die Zahlen für die Amphetamin-Toxicität stark variieren, je nach den Bedingungen, unter denen die Tiere gehalten werden. Wenn die Mäuse allein im Käfig saßen, fand er die LD_{50} 8mal höher, als wenn 10 Tiere gemeinsam einen Käfig besetzten (117 mg/kg gegenüber 14 mg/kg). In der vorliegenden Tabelle sind nur die relativen Aktivitäten gegeben.

Das Fehlen eines Parallelismus zwischen Toxicität, analeptischer Wirkung und Blutdruckwirkung kann als Beweis dafür angesehen werden, daß es unwahrscheinlich ist, daß der Wirkungsmechanismus für diese 3 Eigenschaften identisch ist.

Amphetamin ($\pm$-2-Aminopropyl benzene, β-Phenylisopropylamin)

Amphetamin

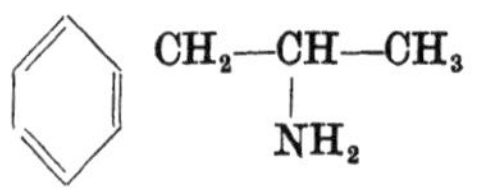

$$CH_2-CH-CH_3$$
$$|$$
$$NH_2$$

Methylamphetamin

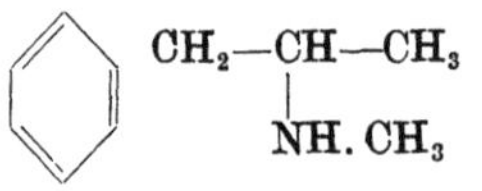

$$CH_2-CH-CH_3$$
$$|$$
$$NH.CH_3$$

Ephedrin

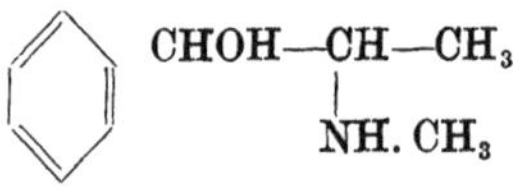

$$CHOH-CH-CH_3$$
$$|$$
$$NH.CH_3$$

Adrenalin

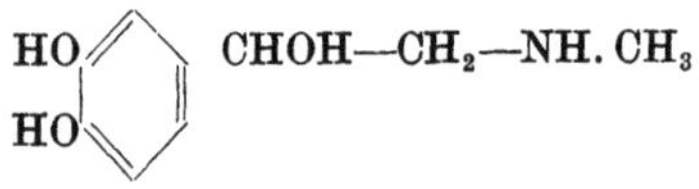

$$HO$$
$$CHOH-CH_2-NH.CH_3$$
$$HO$$

Einige klinische Anwendungen der Amphetamine scheinen sehr empirisch zu sein. Paracelsus ruft uns wieder einmal zu: ,,Es hat andere geheilt, also wird es auch dich heilen.'' Aber die sympathomimetischen Wirkungen und die auf das Zentralnervensystem erklären die meisten praktischen Anwendungen für diese Mittel.

Die Indikation, die den Pharmakologen am stärksten zu einer Erklärung oder zu dem Versuch einer Erklärung reizt, ist die Wirkung auf den Appetit. Bei der Fettsucht hilft der regelmäßige Gebrauch, besonders der Dextroisomeren, irgendwie die reduzierte Kost erträglicher zu machen.

Die Amphetamine verursachen keinen Gewichtsverlust durch Steigerung des Stoffwechsels oder verstärkte Diurese, und bei normalen Individuen mit normaler Kost tritt auch keine Gewichts-veränderung ein. Bei der Fettsucht besteht für den schläfrigen Typ der Patienten mehr Wahrscheinlichkeit, Körpergewicht zu ver-lieren, als für den erregbaren. Wirksam sind sie vor allem bei solchen, die ernsthaft wünschen, abzunehmen. Einige Patienten sagen, daß sie bei der Behandlung keinen Wunsch zum Essen haben, aber noch häufiger kommt es vor, daß Amphetamin den Entschluß des Fettsüchtigen erleichtert, seine Kalorienzufuhr in gleichmäßiger Weise zu verringern.

Literatur

BOVET, D., and BOVET-NITTI, F. (1948) „Structure et activité pharma-codynamique des médicaments du système nerveux végétatif." Basel: S. Karger.

CHANCE, M. R. A. (1946) „Aggregation as a factor influencing the toxicity of sympathomimetic amines in mice." J. Pharmacol. 87, 214—219.

MARTINDALE (1952) „The Extra Pharmacopoeia" 1, 512, 23rd ed. Lon-don: The Pharmaceutical Press.

PFEIFFER, C., FOSTER, M. A., and SLICHT, D. (1939) „The effect of ana-leptic drugs on hibernation in the thirteen-lined ground squirrel." J. Phar-macol. 67, 307—312.

PRINZMETAL, M., and BLOOMBERG, W. (1935) „The use of benzedrine for the treatment of narcolepsy." J. Amer. med. Ass. 105, 2051—2054.

SHENKIN, H. A. (1951) „Effects of various drugs upon cerebral circu-lation and metabolism of man." J. appl. Physiol. 3, 465—471. (1947) „Symposium on the uses of amphetamine." Brit. J. Addict. 44, 44—74.

WILSON, A., and SCHILD, H. O. (1952) „Clark's Applied Pharmacology", 8th ed. London: J. & A. Churchill Ltd.

WISLICKI, L. (1949) „The pressor and depressor effects of certain sym-pathomimetic amines." Brit. J. Pharmacol. 4, 304—307.

Kapitel III

FETTLEIBIGKEIT

Von

LEONARD H. HOWELLS

Die Bedeutung einer abnormen Körpergewichtszunahme, besonders im Alter über 40, kann nicht stark genug betont werden. MEIKLEJOHN (1950) behauptet, daß mit der einen möglichen Ausnahme der hypochromen Anämie infolge Eisenmangels die häufigste und ernsteste Ernährungsstörung in Großbritannien in der gegenwärtigen Zeit die Fettsucht ist. Er schätzt, daß es in Edinburgh bei einer Bevölkerung von $\frac{1}{2}$ Million wahrscheinlich 10000 Frauen gibt, deren Gesundheit durch Übergewicht bedroht und deren Leben dadurch verkürzt wird. Die Statistiken der großen Lebensversicherungsgesellschaften unterstützen voll und ganz die Erfahrungen der Kliniker. Nach ARMSTRONG (1951) haben in den Vereinigten Staaten $\frac{1}{5}$ der Bevölkerung oder 15 Millionen über 30 Jahre 10 % und mehr und nicht weniger als 5 Millionen sogar 20 % mehr als das Normalgewicht.

Verläßliche statistische Tabellen der Lebensversicherungen liegen vor und dienen als nützliche Hilfen in der Festlegung des Normalgewichtes. Die hier abgedruckte Gewichtstabelle ist den Stone & Cox Insurance Tables, Ausgabe 1950, entnommen worden. Die Verfasser machen jedoch auf die Tatsache aufmerksam, daß die Tabelle nicht notwendigerweise für die gesamte Bevölkerung Gültigkeit hat, da sie auf einer großen Anzahl ärztlicher Untersuchungen durch die Lebensversicherungsgesellschaften beruht und deshalb nur für den Teil der Bevölkerung gilt, der normalerweise eine Lebensversicherung abschließt. Obwohl die Zahlen während der Jahre 1921—1922 beobachtet wurden, glauben die Autoren, daß sie noch verläßlich sind und wertvolle Angaben für das Normalgewicht darstellen.

Es gibt gewisse Anhaltspunkte dafür, daß die Beziehung zwischen Leibesumfang und Brustumfang ein guter Maßstab für die

Lebenserwartung ist. Über den Daumen gepeilt kann man sagen, daß, wenn der Leibesumfang 15 % größer ist als der Brustumfang, die Mortalität um 25 % steigt und wenn er 35 % größer ist, die Mortalität um 50 % anwächst. Diese Beobachtungen gaben Veranlassung zu der Redensart: ,,Deine Leibesgrenze ist deine Lebensgrenze." Es folgt daraus, daß außer der Körpergewichtsbestimmung man dem allgemeinen Zustand des Patienten seine Aufmerksamkeit schenken soll mit besonderer Berücksichtigung des Leibes, welcher im Idealfall 6—12 cm weniger messen soll als der Brustumfang in Ausatmungsstellung.

Man sollte Patienten, die 10% über dem Normalgewicht wiegen, noch als innerhalb der Norm fallende Abweichungen betrachten, aber solche, die 20% oder mehr über dem Normalgewicht liegen, sind Fälle von krankhafter Fettsucht, die der Behandlung bedürfen. Eine Lebensversicherungsgesellschaft stellt folgende Beziehungen zwischen Übergewicht und Sterblichkeit auf: 20% Übergewicht — Sterblichkeit $33^{1}/_{3}$% größer als normal, 30% Übergewicht — Sterblichkeit 50% größer als normal.

ARMSTRONG, DUBLIN u. WHEATLEY haben 1951 die Statistiken der Metropolitan Life Insurance Company USA bei Antragstellern geprüft, die übergewichtig, aber sonst gesund waren, und fanden, daß die Mortalität unter diesen Versicherten deutlich höher als normal war. Die übergewichtigen Versicherten hatten eine Sterblichkeit, die insgesamt $1\frac{1}{2}$ mal größer war als die der Normalen. Die Mortalität war am größten in jüngerem Alter und geringer in höherem Alter. Abnutzungskrankheiten des Herzens, der Arterien und der Nieren trugen am meisten zu diesen Todesfällen bei. Sowohl bei Männern als auch bei Frauen war die Zahl der beobachteten Todesfälle durch diese Krankheiten ungefähr 70% größer, als normalerweise zu erwarten war.

Außer dieser erhöhten Sterblichkeit verursachen die Komplikationen, welche von einer krankhaften Fettsucht herrühren, mannigfaltige Krankheiten und Leiden für die jeweilig Betroffenen.

Wie sich erwarten läßt, stellen Blutdruckerhöhung und degenerative Herz- und Gefäßkrankheiten in diesem Zusammenhang die Hauptfaktoren dar. Sie verringern die allgemeine körperliche Leistungsfähigkeit und sind häufig gefolgt von Coronarthrombose, cerebralen Gefäßkrankheiten und Herzfehlern. Bei den Patienten, bei denen bereits eine Herzerkrankung vorlag, kann die Komplikation

einer Fettsucht den Beginn einer Herzinfuffizienz bedeuten. Eine
andere wichtige Krankheit, die mit Fettsucht einhergeht, ist
der Diabetes mellitus. Joslin (1946) hat festgestellt, daß von
seinen Diabetikern 78,5% der Männer und 83,3% der Frauen zur
Zeit ihres höchsten Gewichts übergewichtig waren, und bei Beginn
ihrer Erkrankung immer noch 62,7% der Männer und 67,4% der
Frauen. Außerdem hatten die Hälfte der Männer und beinahe
60% Frauen wenigstens 20% Übergewicht zur Zeit ihres höchsten
Gewichtes, wobei eine große Anzahl von Fällen stärkster Fettsucht

Tabelle 1. *364 nicht ausgewählte Diabetiker*

Geschlecht	Anzahl	Übergewicht		Anzahl	Prozentsatz
		20—40 %	über 40 %	der übergewichtigen Diabetiker	
Weiblich	255	62	19	81	32
Männlich	109	8	1	9	8

darunter war. In allen Gruppen war die Fettsuchthäufigkeit bei
den diabetischen Frauen höher als bei den Männern. Das häufige
Zusammentreffen von Fettsucht und Diabetes entspricht der allgemeinen Erfahrung. Auch die Statistiken der Lebensversicherungen
zeigen, daß die Zuckerkrankheit viel häufiger bei Fettsüchtigen
gefunden wird, obwohl die Zuckerkrankheit noch nicht nachweisbar
sein mag, wenn der Antrag für die Lebensversicherung gestellt wird,
wobei die Sterblichkeit bei übergewichtigen Diabetikern dann
später immer höher ist als bei Normalgewichtigen.
    Bei einer nicht ausgewählten Gruppe von 364 Patienten unserer
Diabetes-Kliniken in Cardiff wurde eine Untersuchung durchgeführt, um den Beginn der Fettsucht bei ihnen festzustellen. Aus
praktischen Gründen wurde angenommen, daß ein Übergewicht
von 20% oder mehr die Grenze zum Krankhaften darstellt, wodurch das gleichzeitige Vorkommen beider Krankheiten in unseren
Untersuchungen deutlich geringer ist als bei anderen Autoren, die
schon leichtere Fälle von Fettleibigkeit in ihre Untersuchungen
aufgenommen haben. Von den 255 diabetischen Frauen waren 62
zwischen 20 und 40% übergewichtig und 19 über 40%, zusammen
also 81 Fälle oder 32%. Die Verteilung der übergewichtigen Patientinnen hinsichtlich der verschiedenen Altersgruppen ergab keine

signifikante Differenz. Von 109 Männern waren 8 zwischen 20 und 40% übergewichtig und einer mehr als 40%, zusammen 9 Patienten oder 8%. Daraus ist ersichtlich, daß die krankhafte Fettsucht 4mal häufiger bei weiblichen als bei männlichen Diabetikern vorkommt.

Krankheiten der Nieren, Cholecystitis und Cholelithiasis, werden ebenfalls viel häufiger bei Fettsüchtigen gefunden. Betont werden müssen auch die technischen Schwierigkeiten der Chirurgen, wenn sie übergewichtige Patienten operieren müssen, sowie gesteigerte postoperative Mortalität, die 5mal höher geschätzt wird als bei Normalen.

Zu diesen schweren Folgeerscheinungen krankhafter Fettsucht kommen noch einige kleinere Störungen und Beschwerden, z. B. Osteoarthritis, statische Fußbeschwerden, allgemeine Schmerzen infolge entzündeten Fettgewebes, Krampfadern und Phlebitis, eine größere Neigung zu Hautkrankheiten, Hernien, körperliche Ermüdbarkeit, relative Impotenz oder Sterilität und eine geringere Resistenz gegen Infektionen, besonders der Luftwege.

Ursachen der Fettleibigkeit

Nur wenn man die möglichen Ursachen der Fettleibigkeit kennt, kann man eine planmäßige Behandlung durchführen. Es gibt viele, die diese Störung einfach und ohne Umstände einer gesteigerten Eßlust und dementsprechender Nahrungszufuhr zuschreiben, wobei sie bequemerweise die bekannte Tatsache übersehen, daß viele übergewichtige Leute nicht mehr und tatsächlich viele ein gut Teil weniger essen als ihre Mitmenschen. Diese Theoretiker geben auch keinerlei Erklärung für das vergebliche Bemühen dünner Leute, die einen außerordentlichen Appetit zeigen, an Körpergewicht zuzunehmen. Es muß natürlich zugegeben werden, daß ständiges Mehressen bei einigen der einzige Faktor und ein wichtiger Hilfsfaktor bei anderen sein mag, aber es wäre falsch, dies als die einzige Ursache zu betrachten. Im allgemeinen wird zuviel Gewicht auf die Ernährung gelegt und zu wenig auf die Flüssigkeitsretention und die Chlorausscheidung. Eine sorgfältige Messung zeigt nämlich oft, daß der Patient mehr Wasser als Fett angesammelt hat. Die Möglichkeit der Flüssigkeitsretention muß bei der Behandlung entsprechend berücksichtigt werden. Es ist außerdem allgemein

bekannt, daß rassische und hereditäre Einflüsse eine wichtige
Rolle bei der Konstitution und dem Körperbau spielen.

Andere führen die Fettsucht auf eine endokrine Dysfunktion
zurück und verfügen über eine imponierende Reihe von Tatsachen
zur Unterstützung dieser Hypothese. Obwohl man diesen Einfluß
bei anerkannten endokrinen Störungen wie Hypothyreoidismus,
hypophysären Störungen und Nebennierentumoren zugeben muß,
sollte man sich darüber einig sein, daß solche Störungen nur bei
einer kleinen Anzahl von Fettsüchtigen vorkommen und daß kein
zureichender Grund besteht, bei gewöhnlichen Fällen die endokrinen Drüsen als die Ursache der Fettsucht anzusehen. Als Ausnahme kann vielleicht eine hypophysäre Störung, die einen Zu-
sammenbruch des Fettstoffwechsels und der Wasserausscheidung
herbeiführt, selbst bei Fällen von einfachem Übergewicht, ein
einflußreicher Faktor sein. Es ist seit langem bekannt, daß einige
Frauen eine starke Körpergewichtszunahme nach der Geburt aufweisen, aber die Meinungen darüber sind noch geteilt, ob man diese
einer endokrinen Störung, einer Stoffwechselstörung oder sogar
psychologischen Faktoren zuschreiben soll.

Viele Psychiater und auch andere Forscher stehen auf dem
Standpunkt, daß die wichtigste Ursache der Fettleibigkeit eine
psychologische Störung ist, wobei Impulse von der Hirnrinde
zum Hypothalamus gelangen und so eine Veränderung des Appe-
tits, der Wasserausscheidung und der Gewichtskontrolle verursachen. Zu vieles Essen ist von diesen Vorkämpfern verschiedent-
lich beschrieben und erklärt worden als ein starker Drang nach
oraler Befriedigung, eine Vergnügungssucht, eine triebhafte Hand-
lung, ein Mangel an Selbstdisziplin.

Es gibt auch einige, die behaupten, daß Fettleibigkeit eine Folge
des Reichtums sei und der darauf beruhenden sozialen Sicherheit
und der Möglichkeit, nach Herzenslust zu essen und zu trinken.
Wieder andere sehen sie als ein Zeichen der Armut an, weil die
Kohlenhydratnahrung die teuren Eiweiße und Fette in der täg-
lichen Ernährung ersetzen muß.

Nach alledem ist klar, daß es viele mögliche Faktoren in der
Ätiologie der Fettsucht gibt, und es ist wesentlich, jeden Patienten
individuell zu behandeln, wenn man dem Problem überhaupt praktisch und rationell näher kommen will.

Behandlung der Fettleibigkeit

Bei gewöhnlichen Fällen von Fettleibigkeit, d. h. ausschließlich derer mit einer bestimmten endokrinen Dysfunktion, ist es wesentlich, den Patienten anzuhalten, eine kalorienarme Diät mit beschränkter Flüssigkeitsaufnahme strikt durchzuführen. Das diätetische Regime, das normalerweise in der diätetischen Abteilung der Cardiff Royal Infirmary durchgeführt wird, ist folgendes:

Frühstück:	Tee oder Kaffee 1 Ei oder eine kleine Portion Fisch (gebacken oder gekocht) Gerösteter Speck 1 Scheibe Brot mit dünn gestrichener Butter.
Zweites Frühstück:	Nach Wunsch etwas Fruchtsaft oder eine Tasse Tee.
Mittagessen:	Mageres Fleisch oder Fisch — mittlere Portion Große Portion grüne Gemüse Obst, roh oder gedämpft ohne Zucker.
Nachmittagstee:	Tee mit Milch 1 Scheibe Brot, dünn mit Butter bestrichen. Eine kleine Portion Fisch oder 1 Ei oder 1 Stück Käse mit grünem Gemüse oder Salat Obst, roh oder gedämpft ohne Zucker.
Abendessen:	Tee oder Kaffee 2 einfache Biskuits oder 1 Scheibe Brot, dünn mit Butter bestrichen.

Trinke täglich ¼ Liter Milch in irgendeiner Form und halbiere deine Butter- oder Margarineportion (15 g täglich). Versuche täglich Tomaten, Kresse, Spinat oder Karotten zu essen.

A. Verbotene Speisen

1. Zucker, Süßigkeiten, Schokolade, Gelee, Marmelade, Honig usw.
2. Kuchen, Gebäck, Pudding, Mehlspeisen, süße Biskuits (nur Brot oder ungesüßte Biskuits in den erlaubten Mengen).
3. Tunken, Fleischtunken und Mehlsuppen, Weizenmehl, Gerste, Reis, Spaghetti, Maccaroni usw.
4. Datteln, Nüsse, Rosinen, konservierte Früchte, in Zucker eingemachte Früchte, getrocknete Früchte, Kartoffeln, Pastinakwurzeln, Stangenbohnen, Erbsen, Linsen.
5. Jede Art von Fleischwurst, mit Mehl bereitete Fleischspeisen usw.
6. Fette sollen nur sparsam verwendet werden. Schlagsahne, Nierenfett, Speck, Bratenfett, Mayonnaise und Olivenöl sollten nicht verwendet werden.

Salat sollte mit Essig oder Zitrone angemacht werden. Alle gebackenen Speisen sollten vermieden werden.

7. Bier, starke alkoholische Getränke, süßer Wein oder süße schaumige Getränke.

Anmerkung: Iß nichts zwischen den Mahlzeiten. Wenn du hungrig bist, iß mehr Gemüse.

B. Speisen, welche in mäßig großen Mengen gegessen werden können

1. Salate.
2. Fisch- oder Fleischpasten.
3. Gekochte Gemüse (außer den verbotenen).
4. Frisches Obst und gedämpftes Obst ohne Zucker, besonders Äpfel, Stachelbeeren, Rhabarber.
5. Klare Suppen und Fruchtsäfte.
6. Mageres Fleisch, Fisch und Geflügel, Käse, Eier.

Anmerkung: Saccharin kann als Süßstoff benutzt werden. Füge es den eingemachten Früchten nach dem Kochen hinzu.

Diejenigen, die dieses Regime gewissenhaft befolgen, werden in den ersten 2 Wochen ziemlich schnell abnehmen, danach ziemlich gleichmäßig ungefähr 2 Pfund pro Woche. Leider ist der vorgeschriebene Weg etwas steinig. Viele straucheln unterwegs, und einige folgen ihm schon nicht nach der ersten Konsultation. Von denen aber, die dieses Regime regelmäßig einhalten, verliert der größte Teil ohne die Hilfe von unterstützenden Medikamenten an Körpergewicht. Trotzdem sind diese Diätvorschriften streng, besonders für die, die weiter arbeiten müssen, und deshalb ist die Verwendung von unterstützenden Medikamenten oft wünschenswert und in einigen Fällen wesentlich.

Zweifellos ist Dextro-Amphetaminsulfat das wirkungsvollste Mittel für diesen Zweck, und nach unserer Erfahrung erzielen fast 100% der Patienten eine befriedigende Gewichtsabnahme, wenn sie sich strikt an die Diät halten und gleichzeitig dieses Mittel in mäßiger Dosierung anwenden. Nach unserem Gefühl werden viele Patienten, die sonst die Diät aufgeben würden, ermutigt, weiterzumachen, wenn sie Amphetamin benutzen. Eine Übersicht über die Literatur beweist eine fast völlige Übereinstimmung bezüglich des großen Wertes der Amphetamine als Hilfsmittel in der diätetischen Kontrolle der Fettsucht. FRISK (1950) behandelte 186 Fettsüchtige und stellte fest, daß Dextro-Amphetaminsulfat das Mittel der Wahl war. EDWARDS u. SWYER (1950) behandelten 24 Patienten mit einer Diät von 1000 Calorien und entweder einer Leertablette oder Thyreoidin oder Dextro-Amphetaminsulfat und kamen zu dem Schluß, daß Dextro-Amphetaminsulfat eine besonders deutliche Wirkung bei der Gewichtsabnahme hatte. JUNET (1950) fand die Amphetamine von großem Wert bei der Entfettung von 50 Patienten, die eine calorienarme Diät erhielten; bei vielen Patienten betrug der Gewichtsverlust 15—20 kg. Noch viele andere Literaturstellen ständen zur Verfügung, aber diese mögen als typische Beispiele genügen.

Persönliche Erfahrungen

An einer beliebigen Gruppe von Patienten, die von verschiedenen Abteilungen des Krankenhauses der diätetischen Abteilung des Cardiff Royal Infirmary während der vergangenen Jahre überwiesen wurden, wurden vergleichende Untersuchungen über die Behandlung der Fettsucht vorgenommen. 156 Patienten erhielten Anweisung über calorienarme Kost und wurden aufgefordert, sich regelmäßig bei der Diätleiterin zur Kontrolle einzufinden. 56 Patienten folgten der Anweisung nicht befriedigend, und obwohl diese als therapeutische Mißerfolge gezählt werden können, schien es genauer, nur die übrigen 100 Patienten, die regelmäßig kamen, in den Kreis der Untersuchung einzubeziehen. Von diesen hatten 46 eine befriedigende Gewichtsabnahme, 27 verloren etwas an Körpergewicht, aber nicht in dem gewünschten Maße, und 27 Patienten verloren überhaupt kein Gewicht oder nahmen sogar zu.

Während der gleichen Zeit wurden 39 nicht ausgewählten, fetten Patienten die gleichen Diätvorschriften gegeben, aber zusätzlich Dextro-Amphetaminsulfat in geringen Dosen verordnet. Von diesen blieben 11 Patienten fort, die Ergebnisse der übrigen 28 Patienten wurden genau so wie bei der ersten Gruppe behandelt. 22 Patienten hatten eine befriedigende Gewichtsabnahme, die restlichen 6 eine geringe, so daß ein völliger Mißerfolg überhaupt nicht vorkam. Die Ergebnisse sind in der Tabelle 2 zusammengestellt.

Obwohl die Serie mit Dextro-Amphetaminsulfat kleiner ist als die andere und deshalb ein strenger statistischer Vergleich nicht angängig ist, scheinen die Ergebnisse doch genügend schlüssig, um

den Wert des Amphetamin zur unterstützenden Behandlung zu
bestätigen. Es ist besonders wertvoll für diejenigen, die ein an-
strengendes Leben weiterführen müssen, bei gleichzeitiger unvollkommener Kost, und auch für die, deren Willenskraft nicht groß
genug ist, das Verlangen nach Essen zu unterdrücken.

Die günstige Einschätzung ist nicht überraschend, wenn man die
therapeutischen Eigenschaften des Mittels abwägt gegenüber den
Bedürfnissen der Patienten, die abnehmen möchten. Es vermindert
den Appetit, beseitigt die depressive Stimmung und körperliche

Tabelle 2. *Behandlungsergebnisse bei beliebigen Fällen von Fettsucht*

Behandlung	Zahl	nicht beob-achtet	regel-mäßig beob-achtet	be-friedi-gende Ab-nahme	geringe Ab-nahme	keine Ab-nahme
Nur Diät	156	56	100	46	27	27
Diät mit d-Amphetaminsulfat	39	11	28	22	6	null

Ermüdung, die mit einer calorienarmen Kost verknüpft ist, und
steigert die körperliche Aktivität und geistige Energie. Es ermög-
licht auch dem Patienten, neue diätetische Gewohnheiten anzu-
nehmen und in den meisten Fällen sie später einzuhalten.

Über die Art und Weise, wie Amphetamin den Appetit reduziert,
gibt es nur Mutmaßungen. Es vermindert sicher die Peristaltik des
Magens und verhindert auch den Appetit experimentell bei Hun-
den, aber es scheint wahrscheinlicher, daß beim Menschen eine
direkte Wirkung auf die Hirnrinde oder auf den Hungermechanis-
mus in niedrigeren Zentren vorliegt, als daß eine direkte Beeinflussung der Magentätigkeit erfolgt.

Amphetamin besitzt nur wenige ungünstige Eigenschaften, und
es kann mit großer Sicherheit der Mehrzahl der Patienten verordnet
werden. Früher wurde die Möglichkeit einer Blutdrucksteigerung
befürchtet, aber es hat sich gezeigt, daß diese kaum merkbar ist,
wenn das Mittel in gewöhnlicher therapeutischer Dosis gegeben
wird; in Wirklichkeit haben sogar die meisten hypertonischen
Patienten durch den erzielten Gewichtsverlust großen Nutzen.
Laut einer neueren Mitteilung fand MARTIN (1952), der übergewichtige Patienten mit calorienarmer Kost und Dexedrin (2mal

täglich 5 mg) behandelte, einen deutlichen Abfall des Blutdrucks
sowohl bei denen mit normalem Blutdruck als auch bei denen mit
Hypertonie. Er schätzte, daß im Durchschnitt der systolische
Blutdruck um 3,5 mm Hg für je 10 Pfund Gewichtsabnahme
reduziert wurde. Wenn das Mittel experimentell getestet wurde,
waren — um einen sicheren Anstieg des Blutdrucks zu erzielen —
Dosen notwendig, die weit über dem therapeutischen Bedarf des
Durchschnittspatienten lagen. Trotzdem sollte Amphetamin nicht
bei Patienten mit Coronarerkrankungen benutzt werden, auch
nicht bei denen, die eine manische Erregung oder ausgesprochene
Ängstlichkeit zeigen, und nicht bei denen, von denen bekannt ist,
daß sie gegen Ephedrin oder Amphetamin überempfindlich sind.
Vorsichtige Anwendung wird empfohlen bei Angstzuständen und
bei Schlaflosigkeit, aber selbst dabei ist es in Kombination mit
einem einfachen Sedativum wie Isoamylbarbitursäure gut ver-
wendbar.

Die Dosierung schwankt zwischen 2,5 und 10 mg 2- oder 3mal
täglich, dem Einzelfall und seinen besonderen Bedürfnissen ange-
paßt. Eine kleinere Dosierung ist ratsam für ängstliche und auf-
geregte Patienten, eine größere für die ausgeglichenen und be-
quemen. Das Mittel wird gewöhnlich ½—1 Std vor dem Frühstück und Mittagessen gegeben. Bei einigen kann eine dritte Dosis
um 16 Uhr nachmittags verordnet werden, vorausgesetzt, daß
keine Schlaflosigkeit entsteht. Es muß betont werden, daß Amphetamin nur ausnahmsweise von sich allein eine Gewichtsabnahme
herbeiführt. Da man dies in der Vergangenheit nicht berücksichtigt hat, hatten sein Ansehen und seine rationelle Verwendung
darunter zu leiden. Das Mittel hat im wesentlichen unterstützende
Wirkung und sollte nur in Verbindung mit einer calorienarmen
Diät und verminderter Flüssigkeitszufuhr verwendet werden. Es
besitzt die fast einzigartige Eigenschaft, keine Gewöhnung hervorzurufen, und kann bequem abgesetzt werden, wenn es nicht länger
therapeutisch benötigt wird. Es ist auch nicht toxisch, und irgendwelche ernsthaften Nebenwirkungen sind selbst nach langer Anwendung nicht beobachtet worden. Einige Nebenwirkungen
führen gelegentlich zu kleinen Unbequemlichkeiten, aber diese
sind selten ausreichend, um die Behandlung auszusetzen.

Selbst unter den Ärzten, die eine Psychoneurose für die Ursache
der Fettsucht halten und Psychotherapie als die wesentliche Form

der Behandlung ansehen, gibt es viele, die Dextro-Amphetaminsulfat zur Unterstützung schätzen wegen seiner Eigenschaft, die
Stimmung zu verbessern, depressive Gemütslagen zu heben, die
Hirnrinde zu stimulieren und körperliche Aktivität hervorzurufen.
Obwohl Übergewicht bei Kindern ein Problem für sich ist, sind
die wesentlichen Ursachen die gleichen wie bei Erwachsenen, und
wenn es wünschenswert ist, das Körpergewicht des Kindes zu
reduzieren, kann eine calorienarme Kost ohne jede Gefahr unterstützt werden durch die Anwendung von kleinen Dosen Dextro-
Amphetaminsulfat. MOSSBERG u. FRISK (1950) behandelten 167
ausgewählte Fälle von Übergewicht bei Kindern zwischen 7 und
15 Jahren mit Dextro-Amphetaminsulfat abwechselnd mit einer
Leertablette. Sie fanden, daß der Gewichtsverlust größer war in
der Gruppe mit Dextro-Amphetaminsulfat und daß das Mittel
genau so wirksam war wie bei Erwachsenen. Übergewichtige
Diabetiker werden am besten, zumindest am Anfang, mit einer
calorienarmen Kost behandelt, und Insulin sollte — soweit wie
möglich — vermieden werden wegen seiner appetitsteigernden
Eigenschaft. Zur Durchführung eines solchen Diätplanes hat sich
Dextro-Amphetaminsulfat als sehr wertvoll erwiesen, genau so
wie bei den nichtdiabetischen Patienten mit Übergewicht. Seine
Anwendung birgt keinerlei Gefahren in sich.
  Bei 98 Diabetikern wurden die Ergebnisse der Behandlung zusammengestellt. Von diesen lagen 20% und mehr in ihrem Körpergewicht über der Norm. Alle diese Diabetiker wurden in den Dia-
betes-Abteilungen von Cardiff behandelt. Patienten mit einem ge-
ringeren Grad von Übergewicht sind bei dieser Untersuchung aus-
geschlossen worden, da sie kein wahres Bild von der Lage geben.
Das Ergebnis ist in Tabelle 3 zusammengestellt. Während der
Untersuchungsperiode, die sich in den meisten Fällen über mehrere
Jahre erstreckte, wurde festgestellt, daß 17 Patienten eine befriedigende Abnahme zeigten und 21 Patienten eine sehr deutliche
Abnahme, während 60 Patienten entweder zunahmen oder ihr
Körpergewicht behielten oder nur unbefriedigend abnahmen.
Wenn man die beiden ersten Gruppen zusammenzählt, so ergibt
sich eine Gesamtzahl von 38 Patienten, die abnahmen, die im
folgenden mit den 60 Patienten der letzten Gruppe verglichen
wurden. In der Gruppe mit Abnahme standen 76% unter guter
Kontrolle und 24% unter unvollkommener Kontrolle, während

in der Gruppe ohne Körpergewichtsabnahme nur 35% gut und 65% unvollkommen kontrolliert wurden. In der Gruppe mit Gewichtsverlust brauchten nur 55% Insulin, während in der Gruppe ohne Abnahme nicht weniger als 78% Insulin bekamen. Es folgt daraus, daß es bei der Behandlung übergewichtiger Diabetiker

Tabelle 3. *Behandlungsergebnisse bei 98 Diabetikern, die 20% oder mehr über dem Durchschnittsgewicht lagen*

Gruppe	Gesamt	Insulin		Kein Insulin		K
		K	P. K.	K.	P. K.	
I	17	4	3	8	2	12
II	21	10	4	7	—	17
I u. II	38	14 (55% mit Ins.)	7	15	2	29 (76%)
III	60	10 (78% mit Ins.)	37	11	2	21 (35%)

K. = Kontrollierter Diabetes mellitus
P.K. = Partiell kontrollierter Diabetes mellitus
Gruppe I = Befriedigende Körpergewichtsabnahme
II = Etwas Körpergewichtsabnahme
III = Körpergewichtszunahme oder unbefriedigende Abnahme.

besonders wichtig ist, das Körpergewicht zu reduzieren, weil solche Patienten bezüglich ihres Diabetes besser kontrolliert werden können und ein kleinerer Prozentsatz von ihnen Insulin braucht. Unter den übergewichtigen Diabetikern hatten 33% eine familiäre Belastung hinsichtlich dieser Erkrankung, während 50% einen hohen Blutdruck hatten. Bei den Blutdruckwerten gab es keine deutliche Veränderung in den beiden Gruppen (Tabelle 3).

Schließlich sei auf die Wichtigkeit einer abnormen Körpergewichtszunahme zwischen der 20. und 30. Schwangerschaftswoche hingewiesen, deren Beziehung zur Präeklampsie und Eklampsie bewiesen und allgemein anerkannt ist. Tritt eine solche abnorme Körpergewichtszunahme auf, so ist nachgewiesen, daß das strikte Befolgen einer calorienarmen Kost zur Reduktion des Körpergewichtes die Gefahren einer Komplikation verringert. Dextro-Amphetaminsulfat ist ein sicheres und wirksames Mittel,

um die Diät zu unterstützen, und empfehlenswert, wenn der
Patient Schwierigkeiten hat, die strengen Vorschriften der Diät
zu befolgen.

Es ist hier wohl der Platz, eine Warnung auszusprechen gegen
die therapeutische Verwendung endokriner Präparate, vor allem
von Schilddrüsenpräparaten, bei gewöhnlichen Fällen von Fettsucht, weil sie nicht nur nutzlos sind, sondern auch schädlich sein
können. Solche Maßnahmen sollten auf Patienten beschränkt
werden, die eine einwandfreie endokrine Störung haben.

Es ist enttäuschend, daß gymnastische Übungen, obwohl sie von
großem Wert sind, um den Körper in guter Form zu halten, für die
Gewichtsreduktion völlig nutzlos sind und sich sogar in umge-
kehrter Richtung auswirken können, indem sie das Verlangen
nach Speise und Trank vermehren. Wenn körperliche Übungen
in dieser Verbindung wirksam sein sollen, müssen sie mit einem
spartanischen Diätregime verbunden werden, und es erscheint
zweifelhaft, ob sie zusammen mit einer calorienarmen Kost er-
tragen werden können, wenn sie nicht durch die Anwendung von
Dextro-Amphetaminsulfat unterstützt werden.

Körpergröße und Körpergewicht

Männer

Zusammengestellt nach dem Bericht von 7 englischen Lebensversicherungsgesellschaften aus 28 697 ärztlichen Untersuchungen
während der Jahre 1921 und 1922.

Frauen

Aus praktischen Gründen kann bei Frauen gleicher Körper-
größe und gleichen Alters ein einheitlicher Abzug von ungefähr
7% vorgenommen werden.

Größe / Alter	188	185	183	180,5	177,5	175	172,5	170	167,5	165	162,5	160	Größe / Alter
15	69,9	68,0	66,2	64,4	62,6	61,2	59,4	57,1	56,2	54,9	53,5	51,7	15
16	70,9	68,9	67,1	65,3	63,5	61,6	59,8	58,5	56,7	55,3	54,0	52,2	16
17	71,3	69,4	67,6	65,7	63,9	62,1	60,7	58,9	57,1	56,2	54,4	53,0	17
18	72,2	70,4	68,4	66,2	64,8	63,0	61,2	59,4	58,0	56,7	54,9	53,5	18
19	72,7	70,9	68,9	67,1	65,3	63,5	62,1	60,3	58,5	57,1	55,8	54,0	19
20	73,2	71,3	69,4	67,6	65,7	64,4	62,6	60,7	59,4	57,6	56,2	54,9	20
21	74,1	71,8	70,4	68,4	66,2	64,8	63,0	61,2	59,8	58,5	56,7	55,3	21
22	74,6	72,7	70,9	68,9	67,1	65,3	63,5	62,1	60,3	58,9	57,1	55,8	22
23	75,0	73,2	71,3	69,4	67,6	65,7	63,9	62,6	60,7	59,4	57,6	56,2	23
24	75,4	73,7	71,8	69,9	68,0	66,2	64,4	63,0	61,2	59,8	58,0	56,7	24
25	76,2	74,1	72,2	70,4	68,4	66,7	64,8	63,5	61,6	60,3	58,5	57,1	25
26	76,7	74,6	72,7	70,9	68,9	67,1	65,3	63,9	62,1	60,7	58,9	57,6	26
27	77,1	75,0	73,2	71,3	68,9	67,6	65,7	63,9	62,6	61,2	59,4	58,0	27
28	77,5	75,4	73,7	71,8	69,4	67,6	66,2	64,4	63,5	61,6	59,8	58,5	28
29	78,0	75,8	74,1	72,2	69,9	68,0	66,7	64,8	63,5	62,1	60,3	58,9	29
30	78,4	76,2	74,6	72,2	70,4	68,4	67,1	65,3	63,9	62,1	60,7	59,4	30
31	78,9	76,7	75,0	72,7	70,9	68,9	67,6	65,7	63,9	62,6	61,2	59,4	31
32	79,3	77,1	75,4	73,2	70,9	68,4	68,0	65,7	64,4	63,0	61,2	59,8	32
33	79,7	77,5	75,4	73,7	71,3	69,4	68,0	66,2	64,8	63,0	61,6	59,8	33
34	80,2	78,0	75,8	74,1	71,8	69,9	68,4	66,7	64,8	63,5	61,6	60,3	34
35	80,7	78,4	76,2	74,1	71,8	70,4	68,9	67,1	65,3	63,9	62,1	60,3	35
36	81,2	78,9	76,7	74,6	72,2	70,9	68,9	67,1	65,3	63,9	62,1	60,7	36
37	81,7	79,3	77,1	75,0	72,7	70,9	69,4	67,6	65,7	64,4	62,6	60,7	37

Größe / Alter	188	185	183	180,5	177,5	175	172,5	170	167,5	165	162,5	160
38	81,7	79,7	77,5	75,4	73,2	71,3	69,9	68,0	66,2	64,4	62,6	61,2
39	82,1	79,7	77,5	75,8	73,7	71,8	69,9	68,0	66,2	64,8	63,0	61,2
40	82,6	80,2	78,0	76,2	74,1	72,2	70,4	68,4	66,7	64,8	63,0	61,6
41	82,6	80,7	78,4	76,2	74,1	72,2	70,9	68,4	66,7	65,3	63,5	61,6
42	83,0	80,7	78,9	76,7	74,6	72,7	70,9	68,9	67,1	65,3	63,5	61,6
43	83,0	81,2	78,9	77,1	75,0	72,7	71,3	68,9	67,1	65,3	63,9	62,1
44	83,5	81,7	79,3	77,1	75,4	73,2	71,3	69,4	67,6	65,7	63,9	62,1
45	83,9	81,7	79,7	77,5	75,4	73,7	71,3	69,4	67,6	65,7	64,4	62,6
46	83,9	82,1	79,7	77,5	75,4	73,7	71,8	69,9	68,0	66,2	64,4	62,6
47	84,4	82,1	80,2	78,0	75,8	74,1	71,8	69,9	68,0	66,2	64,4	62,6
48	84,4	82,6	80,7	78,4	76,2	74,1	72,2	70,4	68,0	66,2	64,8	62,6
49	84,9	82,6	80,7	78,4	76,2	74,6	72,2	70,4	68,4	66,7	64,8	62,6
50	84,9	83,0	81,2	78,9	76,7	74,6	72,7	70,4	68,4	66,7	64,8	63,0
51	85,3	83,0	1,2	78,9	76,7	75,0	72,7	70,9	68,4	67,1	65,3	63,0
52	85,3	83,5	81,2	78,9	77,1	75,0	72,7	70,9	68,9	67,1	65,3	63,0
53	85,3	83,5	81,7	79,3	77,1	75,0	73,2	70,9	68,9	67,6	65,3	63,5
54	85,7	83,5	81,7	79,3	77,1	75,4	73,2	71,3	68,9	67,6	65,3	63,5
55	85,7	83,9	81,7	79,3	77,5	75,4	73,2	71,3	68,9	67,6	65,3	63,5
56	85,7	83,9	82,1	79,7	77,5	75,4	73,7	71,3	69,4	67,6	65,7	63,5
57	86,1	83,9	82,1	79,7	77,5	75,4	73,7	71,3	69,4	67,6	65,7	63,5
58	86,1	83,9	82,1	79,7	77,5	75,8	73,7	71,3	69,4	67,6	65,7	63,5
59	86,1	84,4	82,1	79,7	78,0	75,8	73,7	71,3	69,4	67,6	65,7	63,5
60	86,1	84,4	82,1	79,7	78,0	75,8	73,7	71,3	69,4	67,6	65,7	63,5

Literatur

ARMSTRONG, D. B., DUBLIN, L. I., and WHEATLEY, G. M. (1951) „Obesity and its relation to health and disease," J. Amer. med. Ass. **147,** 1007—1014.

EDWARDS, D. A. W., and SWYER, G. I. M. (1950) „The comparative values of dextroamphetamine sulphate, dried thyroid gland and a placebo in the treatment of obesity." Clin. Sci. **9,** 115—126.

FRISK, A. R. (1950) „Obesity and its treatment." Acta med. scand., suppl. **239,** 176—180.

JOSLIN, E. P., et al. (1946) „The treatment of diabetes mellitus" 8th ed., p. 70. London: Henry Kimpton.

JUNET, R. (1950) „Le traitement de l'obésité par la benzédrine (amphétamine)." Méd. et Hyg., Genève, **8,** 422.

MARTIN, L. (1952) „Effect of weight-reduction on normal and raised blood-pressures in obesity." Lancet, **II,** 1051—1053.

MEIKLEJOHN, A. P. (1950) „Obesity." Edinb. med. J., N. S. **57,** 243—251.

MOSSBERG, H. O., and FRISK, A. R. (1950) „Evaluation of the effect of d-amphetamine sulfate in the treatment of obesity in children." Acta paediat., Stockh., **39,** 243—250.

STONE & COX INSURANCE TABLES (Ordinary Branch) (1950). London: Stone & Cox Ltd.

Kapitel IV

ERMÜDUNGSZUSTÄNDE UND DEPRESSIONEN

Von

LEONARD H. HOWELLS

Wegen seiner bekannten Eigenschaft, die Gehirnrinde zu stimulieren und die motorische Aktivität zu erhöhen, wurde Amphetaminsulfat in großem Umfang während des zweiten Weltkrieges
angewandt. Es erwies sich hierbei viel wirksamer und verläßlicher
bei der Bekämpfung von Ermüdungserscheinungen als die bisher
benutzten Mittel wie Coffein, Rum usw. Viele Angaben über seine
Brauchbarkeit in dieser Beziehung finden sich in Veröffentlichungen
der Kriegsmedizin. ADOLPH und seine Mitarbeiter (1947) berichten,
daß durch 5—10 mg ,,Benzedrin"-Sulfat, die während eines Mar-
sches genommen wurden, die Leute für ungefähr 40 min viel lebhafter und gesprächiger wurden. Einige begannen zu singen, und
man hörte weniger Klagen über Marschieren und Durst. Andere
Autoren, die über Felderfahrungen verfügen, bestätigen seine
Eigenschaft, das Verlangen nach Ruhe und Schlaf zu unterdrücken,
und die Möglichkeit, die Leute ziemlich sicher über den toten
Punkt hinwegzubringen, bei dem die Ermüdung sonst über-
wältigend geworden wäre. Bei richtiger Anwendung beeinträchtigt
das Mittel nicht das kritische Urteil. Der Bericht ,,Medizinische
Untersuchungen im Krieg" (1947) enthielt die Warnung, daß
Mittel vom Typ des Amphetamin bei Soldaten erst dann angewendet werden sollen, wenn vorher eine Testdosis gegeben worden
ist, betonte aber den Wert des Mittels für ermüdete Truppen,
deren militärische Aufgabe voraussichtlich in etwa 4—5 Std be-
endet oder deren Lage so hoffnungslos sei, daß sie nur noch durch
eine äußerste Anstrengung gemeistert werden könnte. Auch die
medizinische Abteilung der amerikanischen Armee (1947) kam zu
ähnlichen Schlußfolgerungen. Im Luft-See-Rettungsdienst wurde
Amphetamin mit guter Wirkung bei schiffbrüchigen Matrosen

gebraucht, wenn die Erschöpfung die Leute zermürbte und diese
nicht mehr durch Ermahnungen, Ruhe oder Schlaf überwunden
werden konnte. Doch bestand selbst im Kriege allgemeine Übereinstimmung, daß Amphetamin so lange zurückgehalten werden
sollte, bis die Leute physisch und psychisch wirklich ausgepumpt
waren und nur noch eine letzte und äußerste Anstrengung von
relativ kurzer Dauer durch die Situation geboten war. Es wurde
empfohlen, daß die Dosierung 5 mg alle 6 Std oder 10 mg alle
12 Std nicht überschreiten und daß die Gesamtdosis pro Woche
nicht mehr als 30 mg betragen sollte. Das Mittel sollte Verwunde-
ten oder Leuten, die leicht erregbar, hysterisch oder verwirrt
waren, nicht gegeben und die Ausgabe einem verantwortlichen
Offizier oder Unteroffizier übertragen werden, der mit seinen
Wirkungen vertraut war. Wenn es nach diesen Vorschriften sorg-
fältig benutzt wurde, wurde nichts Ungünstiges beobachtet.

Die Erfahrungen des Krieges können mit Vorteil auf die Verhältnisse der Friedenszeit übertragen werden, wenn eine besonders
große Anstrengung unter schweren äußeren Umständen oder
schwerer seelischer Beanspruchung und Belastung verlangt wird.
Beispiele, wo es besonderer Energie bedarf, Schlaf und Müdigkeit
zu überwinden, können leicht aufgezählt werden, z. B. eine lange
Nachtreise mit dem Auto, Rettungsarbeiten zu Land oder zur See,
in einem Bergwerk oder in einer Fabrik, Nachtbesuch für einen
übermüdeten und überarbeiteten Arzt oder eine dringende Opera-
tion, die am Ende eines langen Tages ausgeführt werden muß.
Bedingungen wie diese geben ausreichende Gründe für die Verwendung von Amphetaminsulfat, und selbst wenn die Ermüdung
unüberwindbar wird, setzen Dosen von 5—10 mg die Leute
instand, ihre Aufgaben schneller und besser durchzuführen, als es
sonst der Fall wäre. Kein Schaden wird daraus erwachsen. Es
sollte jedoch nicht vergessen werden, daß Amphetaminsulfat den
Schlaf nicht ersetzt, sondern nur das Bedürfnis danach verschiebt,
und der verlorene Schlaf muß nachgeholt werden, sobald es die
Gelegenheit erlaubt.

Amphetamin hat sich in einer Dosis von 10—20 mg, über den
Tag verteilt, als wertvoll erwiesen, die depressive Stimmungslage
zu verbessern, die man so häufig bei älteren Leuten findet. Es
vermittelt dann ein Gefühl des Wohlbefindens und größerer
Energie, ohne irgendwelche ungünstigen toxischen Reaktionen

im Gefolge zu haben. Trotzdem sollte es nicht ohne Grund für längere Zeit gegeben werden und nur für besonders anstrengende Situationen vorbehalten bleiben. Die Harmlosigkeit auch bei älteren Leuten beweist die Arbeit von ARNETT u. HARRIS (1948), die es unter Kontrolle in einem Altersheim verwandten, in dem die weiblichen Insassen zwischen 71 und 91 Jahren, im Durchschnitt 78,4 Jahre, zählten. Bei diesen zeigten das Elektrokardiogramm, das Blutbild, die Urinuntersuchung, der Blutdruck und die Pulsfrequenz keinerlei Veränderungen, die auf Amphetaminsulfat zurückzuführen waren. Keine auffallenden Symptome wurden beobachtet und nur selten Schlaflosigkeit, Trockenheit des Mundes und vermehrte Nervosität angegeben. Die Autoren fanden keinen Anhalt für eine Gewöhnung an das Mittel, und keine der alten Frauen erschöpfte ihre körperliche Reserve in dem falschen Gefühl einer vermehrten Leistungsfähigkeit als Folge der Medikation. Wenn die Wirkung abgeklungen war, traten Reaktionen wie vermehrtes Müdigkeitsgefühl oder seelische Depressionen nicht auf.

Viele berichten über gute Ergebnisse bei Zuständen chronischer Erschöpfung, wobei die Hauptwirkung des Mittels darin besteht, den Wunsch nach Schlaf zu verschieben, die Stimmung zu heben und so ein Gefühl des Wohlbefindens zu schaffen, eine heitere Stimmung, die die Müdigkeit vertreibt und das Vertrauen, die Energie und die Arbeitsfähigkeit steigert. Von besonderem Wert ist es bei Fällen von chronischer Erschöpfung, gekennzeichnet durch körperliche Schwäche, Apathie und extreme Müdigkeit, die nach Überarbeitung und manchen Infektionen besonders während der Rekonvaleszenz vorkommen. Hierbei wird es am besten kurzfristig verordnet und, wenn notwendig, die Behandlung später wiederholt. Das Mittel verbessert auch die depressive Stimmung bei Patienten mit akuter wie auch chronischer Alkoholvergiftung, wobei seine Wirkung durch Vitamin B erhöht zu werden scheint.

Manchmal wird Amphetaminsulfat verordnet, um die bei vielen Frauen prämenstruell vorkommende Depression zu beseitigen, sowie bei solchen, wo eine Dysmenorrhoe einen Zustand von leichter Depression verursacht. Dabei wird die Wirkung durch ein nichtnarkotisches Analgetikum verstärkt.

Eine recht häufige Indikation in der Praxis sind leichte Depressionen in jugendlichem und mittlerem Alter. Die gewöhnlichen

Symptome bei diesen Patienten sind allgemeines Unbehagen,
Lethargie, Konzentrationsschwäche und leichte depressive Ver-
stimmung. Eine bunte Reihe von funktionellen Störungen tritt
dabei auf, die sich in verschiedenartigen Symptomen am Ver-
dauungstrakt und am Kreislauf äußern und manchmal sogar Seh-
und Hörstörungen verursachen. Obwohl ein solcher Zustand im
wesentlichen konstitutionellen Ursprungs ist, hat doch die Erfahrung gelehrt, daß Amphetaminsulfat, vorsichtig gegeben, diese
Beschwerden oft erleichtert oder eine Krisis beseitigt und den ar-
men Kranken in eine normalere Verfassung bringt. Hierbei beseitigt es auch oft die Gefahr von Selbstmordneigungen, und vielen
Patienten mit leichten oder milden Formen der Depression bleibt
eine sonst notwendige Elektroschocktherapie erspart. Außer bei
Depressionen ohne bestimmte Ursache wurde Amphetaminsulfat
auch mit guten Ergebnissen bei leichten depressiven Zuständen
gegeben, die während der Rekonvaleszenz nach Infektionskrank-
heiten und nach Geburten auftreten. Es besteht allgemeine Übereinstimmung, daß das Mittel besonderen Vorzug bei morgendlichen
Depressionen verdient, wobei eine Gabe unmittelbar nach dem
Frühstück eine positive und heitere Stimmung bis zum Mittag
hervorruft. Aus dem gleichen Grunde ist es oft nützlich, damit die
morgendliche Benommenheit zu bekämpfen, die nach dem Gebrauch von Schlafmitteln eintritt. In allen diesen Fällen von einfacher oder milder Depression sind die Ergebnisse nach Amphetaminsulfat günstiger, wenn es für eine Periode von 2 oder 3
Wochen hintereinander gegeben und zwischen solchen Kuren
eine angemessene Unterbrechung eingeschaltet wird. Die gewöhn-
liche Dosis ist 10—20 mg, über den Tag verteilt. Manchmal sind
die Resultate besser, wenn es mit kleinen Dosen einer Barbitursäure kombiniert wird, besonders wenn der Patient dazu neigt,
übererregbar, ängstlich oder schlaflos zu sein.

Ein therapeutischer Versuch wird schnell ergeben, ob seine Wirkung günstig ist, indem der depressive Zustand verschwindet, die
Ermüdung nachläßt und sich ein leichter Zustand von Wohl-
befinden entwickelt. Bei maßvoller Dosierung können dabei keine
ungünstigen Wirkungen entstehen, aber man sollte es vermeiden,
bei Patienten, die schwere Angstzustände, Schlaflosigkeit erheblichen Grades, manische Erregung oder Krämpfe zeigen, und es
sollte nur mit Vorsicht bei Patienten mit Herzkrankheiten, mäßigen

oder schweren Hypertonien und Unterernährung verwendet werden. Wenn das Mittel Erregung oder Schlaflosigkeit hervorruft oder der Patient sich sonstwie überempfindlich zeigt, muß es abgesetzt werden.

Leider ist Amphetamin nicht so wirksam in der Behandlung von Zuständen schwerer Depression, besonders wenn es sich um eine echte Psychose handelt. Deshalb soll es auch bei diesen Patienten normalerweise nicht gegeben werden. Trotzdem kann es sich selbst bei diesen unglücklichen Kranken wohltätig auswirken, und sicher entsteht aus einem therapeutischen Versuch kein Schaden, vorausgesetzt, daß die schon erwähnten Vorsichtsmaßregeln eingehalten werden. Wie bei den Fällen leichter Depression erhält man die besten Ergebnisse, wenn das Mittel für eine relativ kurze Zeit mit einer angemessenen Unterbrechung zwischen den Behandlungsperioden gegeben wird. Bei schweren Depressionen ist die nützliche Wirkung von kurzer Dauer, und ein Rückfall in den früheren Zustand ist unvermeidlich. Es ist besonders wichtig, das Mittel sofort abzusetzen, wenn ein erster Versuch die depressive Stimmungslage verstärkt oder wenn es zu Erregungszuständen oder Schlaflosigkeit kommt. Bei allen diesen Fällen von Depression sind im Einzelfall die Reaktionen außerordentlich verschieden, was in jedem Fall nur durch einen therapeutischen Versuch festgestellt werden kann.

Wenn man Dextro-Amphetaminsulfat verwendet, dann ist die Dosis ungefähr die Hälfte von Amphetaminsulfat, aber im Einzelfall können auch etwas höhere Dosen als die empfohlenen verwendet werden, wenn es sich als notwendig erweist.

Literatur

ADOLPH, E. F., und Mitarbeiter (1947) „Physiology of man in the desert", p. 252. London and New York: Interscience Publishers.

ARNETT, J. H., and HARRIS, S. E. (1948) „The effects of small doses of amphetamine (benzedrine) sulfate upon the aged." Geriatrics, 3, 84—88.

(1947) „Fatigue and prolonged wakefulness." Bull. U. S. Army med. Dept. 7, 108.

(1947) „Medical research in war." Report of the Medical Research Council for the years 1939—45. Cmd 7335. pp. 139—140. London: H. M. Stationery Office.

Kapitel V

NARKOLEPSIE

Von

LEONARD H. HOWELLS

Obwohl die Narkolepsie seit 1880 (GÉLINEAU) bekannt ist, begann man sich für diese Krankheit doch erst während des ersten Weltkrieges zu interessieren, als das Problem krankhafter Schlafzustände bei Soldaten im Dienst besondere Maßnahmen notwendig machte. Narkolepsie ist charakterisiert durch ein unwiderstehliches Bedürfnis nach Schlaf, das zu jeder Zeit des Tages auftritt, besonders leicht beim Ausruhen, z. B. wenn der Patient sich nach einer schweren Mahlzeit hinlegt, aber manchmal auch, während er gerade besonders aktiv beschäftigt ist. Heftige Gemütsbewegungen führen besonders gern einen Anfall herbei. Der Grad der Bewußtlosigkeit ist verschieden, auch im Einzelfall zu verschiedenen Zeiten. Ein Anfall kann nur einige Sekunden oder Minuten dauern, aber auch mehrere Stunden anhalten. Mehrere Anfälle können am gleichen Tag auftreten. Bei manchen ist die Narkolepsie verbunden mit Anfällen von Katalepsie. Der Patient zeigt einen plötzlichen Verlust des Muskeltonus, obwohl das Bewußtsein erhalten ist. Die kataleptischen Episoden werden gewöhnlich durch eine starke Gefühlserregung herbeigeführt, die das Opfer zu Boden sinken läßt, völlig unfähig, sich zu bewegen oder zu sprechen, doch in vollem Bewußtsein für seine Umgebung.

Die Narkolepsie sollte als klinisches Syndrom angesehen werden, welches durch verschiedene krankhafte Bedingungen verursacht sein kann. Die wichtigsten sind: Encephalitis epidemica, Tumoren des dritten Ventrikels und des Hypothalamus oder Folgen einer Kopfverletzung. Wenn keine solche Ursache vorhanden ist, so kann sie als „idiopathisch" angesehen werden, und bei dem heutigen Stand der Kenntnis wird das für die Mehrzahl der Fälle zutreffen. Gelegentlich tritt Narkolepsie in Verbindung mit Epilepsie und mit

Dystrophia adiposogenitalis auf. Wenn man die Narkolepsie als ein
klinisches Syndrom auffaßt, so folgt daraus, daß eine genaue
Diagnose ihrer Ursachen — wenn immer sie möglich ist — der
Wahl der therapeutischen Mittel vorausgehen sollte.

Bis zur Entdeckung des Amphetaminsulfats war das am häufig-
sten benutzte Mittel in der Behandlung der Narkolepsie Ephedrin,
und es hat gewisses historisches Interesse, daß der erste klinische
Bericht über die Verwendung von Amphetaminsulfat die Behandlung der Narkolepsie zum Gegenstand hatte (PRINZMETAL u.
BLOOMBERG, 1935). Seitdem liegen massenhaft Angaben der Literatur vor, die die Stellung des Amphetaminsulfats und noch viel
mehr des Dextro-Amphetaminsulfats als des wirksamsten Mittels
für die erfolgreiche Kontrolle dieser lästigen Störung in jeder Hinsicht bestätigen. Die Verwendung von Amphetaminsulfat machte
es im zweiten Weltkrieg möglich, Soldaten mit Narkolepsie in der
Armee zu behalten, die früher für den Militärdienst untauglich
geworden wären. Das Mittel hat keine Heilwirkung und dient nur
der symptomatischen Beherrschung der Anfälle, die es in hervor-
ragendem Maße besitzt. Wegen seiner Wirkung wird es von vielen
auch als wertvolles diagnostisches Hilfsmittel bei dieser Störung
betrachtet, da die therapeutische Reaktion in jedem zweifelhaften
Fall wichtige Anhaltspunkte für den Kliniker gibt. In milden Fällen kann Amphetaminsulfat nach einiger Zeit abgesetzt werden,
ohne daß ein Rückfall auftritt. Aber im Durchschnitt muß das
Mittel ohne Unterbrechung für den Rest des Lebens gegeben werden. Wegen seiner niedrigen Toxicität kann es viele Jahre lang ohne
toxische Erscheinungen genommen werden. Unverträglichkeit oder
Eintritt einer Resistenz ruft es nicht hervor. Außer seinem günstigen Einfluß auf die Schwere und die Dauer der Anfälle selbst
hat Amphetaminsulfat eine stimulierende Wirkung auf die „schläf-
rige Hirnrinde" und verwandelt so häufig „soziale und berufliche
Versager in nützlich angepaßte Mitbürger" (MODLIN, 1946). Da
weiterhin viele Narkoleptiker eine starke Fettleibigkeit besitzen,
bringt die wertvolle Eigenschaft des Mittels, das Körpergewicht zu
vermindern, wenn es gleichzeitig mit einer calorienarmen Kost
benutzt wird, einen weiteren Vorteil bei dieser Behandlungsart.
Die einzige ernsthafte Gegenindikation zu seiner Verwendung bei
Narkolepsie wäre das Vorhandensein schwerer Angstzustände,
wobei es nur sehr vorsichtig oder gar nicht gebraucht werden sollte.

Nach allgemeiner Ansicht sollte man mit kleinen Dosen beginnen, dann je nach der individuellen Reaktion allmählich steigern, bis die für den jeweiligen Patienten genau bestimmte und passende Dosierung erreicht ist. Diejenigen Patienten, die eine sitzende Lebensweise haben, werden wahrscheinlich eine größere Dosis brauchen als die, die aktiver sind, wobei der psychologische Gesamteindruck des einzelnen auch die erforderliche Dosis beeinflussen wird. Hat man die Reaktion des Patienten auf die Anfangsdosis beobachtet, kann man ziemlich schnell steigern, bis die Symptome sich gebessert haben oder bis die ersten leichten Überdosierungssymptome auftreten. So ist es im allgemeinen zweckmäßig, mit 10 mg Amphetaminsulfat vor dem Frühstück und 10 mg vor dem Mittagessen zu beginnen, eine dritte Dosis kann — wenn notwendig — um 5 Uhr nachmittags gegeben werden, vorausgesetzt, daß keine Schlaflosigkeit auftritt. Nach einigen Tagen kann jede Einzeldosis erhöht werden, bis die gewünschte Wirkung eintritt. Die Enddosis wird festgesetzt, wenn die Symptome verschwunden sind, ohne daß Unruhe, Schlaflosigkeit oder andere unerwünschte Wirkungen aufgetreten sind. Die so festgestellte, befriedigend wirkende Dosis kann viele Jahre hindurch aufrecht erhalten werden, und es ist selten notwendig, sie zu erhöhen. In einem Fall von mittlerer Schwere liegt die wirksame Gesamtdosis gewöhnlich bei 60—100 mg täglich, in 2 oder 3 Einzeldosen über den Tag verteilt. In einigen Fällen wurden sogar 200 mg Amphetaminsulfat täglich verordnet, ohne daß schädliche Wirkungen auftraten.

Neuerdings hat Dextro-Amphetaminsulfat das Amphetaminsulfat in der Behandlung der Narkolepsie ersetzt, wobei zu bemerken ist, daß die notwendige Dosis ungefähr die Hälfte der von Amphetaminsulfat beträgt. Bei Schlafstörungen besteht keine Kontraindikation, ein Barbiturat oder ein anderes Sedativum beim Schlafengehen zu geben.

Literatur

Gélineau, E. J. B. (1880) „De la narcolepsie." Gaz. Hôp., Paris, 53, 626—628, 635—637.

Modlin, H. C. (1946) "Military aspects of narcolepsie." Milit. Surg., 98, 336.

Prinzmetal, M., and Bloomberg, W. (1935) „The use of benzedrine for the treatment of narcolepsy." J. Amer. med. Ass. 105, 2051—2054.

Kapitel VI

ALKOHOLISMUS UND ARZNEIMITTELSUCHT

Von

J. YERBURY DENT, L.M.S.S.A.

Herausgeber des British Journal of Addiction

Akuter Alkoholismus

LEO ALEXANDER[1], Leiter der neurobiologischen Abteilung für psychiatrische Forschung im Boston State Hospital, hält Amphetaminsulfat für „das wertvollste Mittel zur Behandlung der akuten schweren Alkoholvergiftung".

„Im alkoholischen Koma können 40 mg oder mehr intravenös gegeben werden. Seine Wirkung beruht auf seiner zentralstimulierenden Eigenschaft, die die Alkoholnarkose aufhebt, ähnlich wie seine wiederbelebende Wirkung bei anderen von Arzneimitteln verursachten komatösen Zuständen."

ALEXANDER stellt auch fest, daß die Resorption des Alkohols verzögert wird, „wahrscheinlich dadurch, daß die Resorption vom Magen-Darm-Kanal durch eine verlängerte Entleerungszeit des Magens behindert wird", und gibt den Rat, daß

„deshalb Amphetamin niemals angewandt werden soll, solange der Patient weiter trinkt, da die berauschende Wirkung des vorher getrunkenen Alkohols nicht aufgehoben, sondern nur verzögert wird. Nach dem Alkoholgenuß genommen, hat Amphetamin nicht nur einen ernüchternden Effekt, sondern verhütet oder verkürzt auch die üblichen Symptome des Katers am nächsten Morgen. Auf diese Weise kann das Mittel dazu benutzt werden, den Circulus vitiosus zu durchbrechen, der auftritt, wenn der morgendliche Kater den Wunsch des Patienten nach Alkohol erneuert. So angewendet verhindert Amphetaminsulfat den Zusammenschluß der Kette bei der Trunksucht und wird ein wertvolles Hilfsmittel für die ambulante Psychotherapie des Alkoholismus."

M. M. MILLER[2] berichtet, daß die psychischen und physischen Nachwirkungen des Alkohols deutlich durch Amphetaminsulfat verringert werden. Er konnte erfolgreich den „Trinkcyclus" mit 10 mg peroral, 2mal täglich nach dem Frühstück und nach dem Mittagessen, während der Nachwirkung einer akuten Alkoholvergiftung unterbrechen, und zwar bei 49 von 56 nicht psychotischen chronischen Alkoholikern mit einer mittleren Dauer des Alkoholismus von 16 Jahren. Bald nach Beginn der Behandlung stellte er ,,eine deutliche Besserung der Aufmerksamkeit, der sensorischen Aufnahmefähigkeit und der allgemeinen Aktivität'' fest. Auch bestand ,,eine größere Bereitschaft zur Mitarbeit, verstärkte Zugänglichkeit und verminderter Negativismus, so daß die Einleitung zu einem Rehabilitationsplan erleichtert wurde''.

A. M. WYLLIE[2] geht so weit, Amphetamin als fast spezifisch für akute Depression nach einem Alkoholgenuß zu halten. Er empfiehlt 10—15 mg peroral und gleichzeitig eine intravenöse Injektion von 25 mg Aneurinhydrochlorid (Vit. B_1). Nach W. P. E. BERWALD u. H. W. WILLIAMS[4] ist Amphetaminsulfat in einer Dosis von 10 mg peroral das ,,Mittel der Wahl'' gegen Kopfweh nach zu großem Alkoholgenuß.

E. C. REIFENSTEIN jr. u. E. DAVIDOFF[5], die eine Reihe von über 100 Alkoholikern mit und ohne Psychosen übersahen und mit Amphetaminsulfat behandelten, stellten fest, daß bei akuten Alkoholpsychosen die für die Wiederherstellung notwendige Zeit beträchtlich verringert wurde — häufig um die Hälfte — und daß die Zahl der Dauerheilungen leicht anstieg. Bei länger dauernden Alkoholpsychosen mit Tendenz zum seelischen Zerfall war die Behandlung von sehr geringem Einfluß, außer bei der KORSAKOFFschen Psychose, wo infolge der Behandlung mit Amphetamin eine nur kleine Anzahl von Patienten einer Anstalt überwiesen werden mußte.

Dieselben Autoren[6] wiesen darauf hin, daß ,,bei Zuständen von Alkoholvergiftung, in welchen keine Psychose vorlag, Benzedrin-Sulfat gewöhnlich eine befriedigendere Reaktion hervorruft als bei Zuständen mit Psychose. Kopfweh, Müdigkeit, Schlaffheit und geistige Schwerfälligkeit, die für eine Alkoholnachwirkung charakteristisch sind, verschwanden gewöhnlich innerhalb 1 Std nach einer morgendlichen Dosis von 5—10 mg''.

Zahlreiche andere Autoren haben die ausgezeichnete Wirkung von Amphetamin bei Alkoholnachwirkungen an ,,dem Morgen danach'' gelobt, und es besteht kein Zweifel, daß es für das Kopfweh und den Appetitverlust bei solchen Gelegenheiten sehr wirksam ist, besonders wenn es zusammen mit 1—2 g Natrium citricum gegeben wird. Beim chronischen Alkoholiker jedoch, der am Morgen so zittrig ist, daß er sich nicht anziehen oder nicht einmal aus dem Bett aufstehen kann, wird Amphetamin keine Hilfe bringen. Was er haben will, ist das Gegenteil: Alkohol, ,,den Frühschoppen nach dem Kater".

Chronischer Alkoholismus

W. Bloomberg[7,8] behandelte ambulatorisch 21 chronische Alkoholiker, die nicht aufgefordert wurden, Einladungen zum Trinken zu vermeiden, mit 10 mg Amphetaminsulfat unmittelbar beim Aufstehen und wieder um die Mittagszeit. Von diesen nahmen 8 keinerlei Alkohol in irgendeiner Form nach Beginn der Behandlung. Es gab nur 4 völlige Mißerfolge, obwohl sogar 3 davon kurze Zeit abstinent waren. Wenn ein Patient am Abend einer Verabredung nachkommen mußte, wo wahrscheinlich Alkohol getrunken werden mußte, wurde ihm am späten Nachmittag eine Extradosis von 10 mg Amphetaminsulfat gegeben. Bloomberg nimmt an, daß die Verwendung von Amphetamin bei chronischem Alkoholismus ,,eine genügend lange Pause der Nüchternheit schafft, um die gewöhnlichen und mehr in die Tiefe gehenden psychotherapeutischen Methoden durchzuführen".

Bloombergs Fälle sind zu wenige, als daß daraus definitive Schlüsse gezogen werden könnten. Nach meiner Erfahrung kann eine solche Behandlung dem nachgiebigen, leicht lenkbaren jungen Trinker helfen, sie kann aber auch dazu führen, daß der hartnäckige süchtige Trinker größere Alkoholmengen braucht, um seine übliche Euphorie zu bekommen.

H. Revilliod[9] findet, daß bei chronischem Alkoholismus d-Amphetamin die Dauer der Sekundärpsychosen abkürzt und daß 2 Tabletten morgens und 2 mittags über einige Wochen ohne Störungen verwendet werden können. Die Angstzustände, die den Kranken zum Trinken veranlassen, werden dadurch abgeschwächt oder völlig zum Verschwinden gebracht.

Alkohol und Arzneimittelmißbrauch

Amphetamin ist ein zentrales Stimulans. Alkohol, Barbiturate, Morphin und seine Derivate sind zentrale Beruhigungsmittel. Amphetaminsulfat wurde deshalb verständlicherweise gegeben, um die schlafmachenden Wirkungen dieser Sedativa zu neutralisieren. Doch wenn jemand daran gewöhnt ist, ein wenig zuviel Sedativa zu nehmen, sollte er vor Amphetaminsulfat gewarnt werden, denn er ist dann der Gefahr ausgesetzt, viel größere Mengen von Alkohol und Sedativa zu brauchen. Der an Alkohol oder sedative Mittel Gewöhnte ist allerdings im allgemeinen so ängstlich und ruhelos, daß es nicht notwendig ist, ihn vor Amphetaminsulfat zu warnen, denn er macht damit die Symptome seiner Angstzustände ausgesprochen schlimmer, so daß er niemals einen Versuch wiederholen wird.

Leute, die sich selbst über viele Monate hin mit Sedativa betäubt haben und deshalb niemals völlig wach oder völlig im Schlafe gewesen sind, finden gelegentlich nach erfolgreicher Behandlung ihrer Arzneimittelsucht, daß 5—10 mg Amphetaminsulfat jeden Morgen sie den Tag über vollständiger wach halten und ihnen in der Nacht einen gesunden Schlaf bringen. Einige Wochen einer solchen Behandlung werden den normalen nächtlichen Schlaf völlig wiederherstellen, was der üblicheren Verordnung eines Sedativums zur Bettruhe vorgezogen werden muß.

Ebenso wie DUCKWORTH[10] habe ich festgestellt, daß 5 mg Amphetaminsulfat ein- oder zweimal morgens sehr zweckmäßig für Patienten sind, die von ihrem Alkohol- oder Arzneimittelmißbrauch ausgeheilt sind, besonders, wenn sie gleichzeitig große Dosen des Vitamin B-Komplexes und zusätzlich Zucker in ihrer Kost nehmen.

DAVIDOFF u. REIFENSTEIN[11,12] betrachten Amphetaminsulfat als eine wertvolle Hilfe bei der Behandlung der Morphinpsychosen und der Entziehungserscheinungen, glauben aber, daß es bei einigen Patienten dazu führen kann, daß eine Gewöhnung durch eine andere ersetzt wird. Ich stimme mit keiner dieser Feststellungen überein. Nach meiner Erfahrung verschlimmert Amphetaminsulfat die Entziehungserscheinungen nach Morphium, und das wurde von GUYOT[13] bestätigt, der bei der Behandlung des Coronarverschlusses fand, daß es gegenüber Morphinerscheinungen wie Nausea, Brechreiz, Verstopfung, erniedrigtem Blutdruck, Tachykardie und Stumpfheit antagonistisch wirkt. Was die Befürchtung von DAVIDOFF u. REIFENSTEIN betrifft, daß möglicherweise eine Sucht durch eine andere ersetzt wird, so ist dies höchst unwahrscheinlich, denn Amphetamin-Süchtige sind sehr selten, wenn man die Anzahl der Leute in Rechnung stellt, die es therapeutisch über viele Jahre bekommen haben. Selbst wenn dies der Fall wäre, wäre eine Amphetaminsucht einer Morphinsucht in jeder Hinsicht vorzuziehen.

Bennet und seine Mitarbeiter[14] benutzten 5 mg Amphetaminsulfat, um die Lethargie zu bekämpfen, die man häufig bei Patienten trifft, die „Antabuse" regelmäßig nehmen. Wallace[15] rät in
seinem Artikel „Die Behandlung des Alkoholismus durch die Anwendung bedingter Reflexe", am Morgen der Behandlung mit der
Voegtlinschen Methode der Erzeugung von Widerwillen, kein
Frühstück zu geben, sondern statt dessen 10 mg Amphetaminsulfat peroral und 1 Std später 100 mg Emetin in lauwarmem
Wasser, unmittelbar gefolgt von einer Injektion einer Emetin-
Pilocarpin-Ephedrin-Mischung. Verschiedene Mischungen alkoholischer Getränke, die 0,6—2,0 g Brechweinstein enthalten, werden dann gerade vor Beginn des Übelseins gegeben. 4—8 solcher
Behandlungen werden durchgeführt mit dem Ziel, einen Widerwillen gegen den Anblick, den Geschmack und den Geruch von
Alkohol hervorzurufen. Es handelt sich um eine sehr unangenehme
Kur, und zwar mit Absicht. Vielleicht strengt sich der Patient besonders an, weil er infolge des Amphetamins seinen elenden Zustand viel stärker empfindet, so lange wie möglich die Wiederholung
einer solchen Kur zu vermeiden.

Die Behandlung durch Widerwillen wie die eben geschilderte oder
durch Antabuse ist sehr wirkungsvoll bei jungen vergnügungs-
süchtigen Trinkern, besonders wenn sie in Abständen von 3—6
Monaten wiederholt wird, um den Widerwillen aufrecht zu erhalten, aber sie versagt doch bei dem wirklichen Trinker, der eine
Gier nach Alkohol hat. Denn das, was er bei solchen Kuren ein-
nehmen muß, wirkt bei ihm nur noch schädlich. Seinem Bedürfnis
wird besser durch Apomorphin entsprochen. Wenn die Behandlung
damit abgeschlossen ist, sind Amphetamin und große Dosen von
Vitamin B$_1$ oft nützlich.

Literatur

[1] Alexander, L. (1953) „Treatment of mental disorder", p. 440, Philadelphia and London: W. B. Saunders Company.

[2] Miller, M. M. (1944) „Amphetamine sulfate in aborting the acute
alcoholic cycle." Amer. J. Psychiat. 100, 800—804.

[3] Wyllie, A. M. (1949) „Treatment of mental depression." Med. Pr. 221, 441.

[4] Berwald, W. P. E., and Williams H. W. (1941), „Headache". Milit.
Surg. 88, 505.

[5] Reifenstein Jr., C. E., and Davidoff, E. (1940) „The use of amphetamine (benzedrine) sulfate in alcoholism with and without psychosis."
N. Y. St. J. Med. 40, 247—254.

[6] REIFENSTEIN JR., C. E., and DAVIDOFF, E. (1938) „The treatment of alcoholic psychoses with benzedrine sulfate." J. Amer. med. Ass. 110, 1811—1813.

[7] BLOOMBERG, W. (1939) „Treatment of chronic alcoholism with amphetamine (Benzedrine) sulfate." New Engl. J. Med. 220, 135.

[8] BLOOMBERG, W. (1942) „Results in the use of amphetamine (benzedrine) sulfate as an adjuvant in the treatment of chronic alcoholism." Amer. J. Psychiat. 98, 562—566.

[9] REVILLIOD, H. (1949) „Méthodes actuelles du traitement de l'alcoolisme". Praxis 38, 656—659.

[10] DUCKWORTH, H. C. (1940) „Benzedrine in treatment of morphine addiction." Brit. med. J. II, 628—629.

[11] DAVIDOFF, E., and REIFENSTEIN JR., E. C. (1940) „Psychiatric aspects of amphetamine (benzedrine) sulfate therapy." Dis. nerv. Syst., I, 58—63.

[12] DAVIDOFF, E., and REIFENSTEIN JR., E. C. (1939) „The results of eighteen months of benzedrine sulfate therapy in psychiatry." Amer. J. Psychiat. 95, 945—970.

[13] GUYOT, J. DE V. (1941) „The use of benzedrine sulfate to overcome the untoward effects of morphine in the treatment of coronary occlusion." J. Mo. med. Ass. 38, 93—94.

[14] BENNETT, A. E., McKEEVER, L. G., and TURK, R. E. (1950) „Antabuse in the treatment of alcoholism in a private general hospital." Calif. Med. 73, 141—143.

[15] WALLACE, J. A. (1940) „The treatment of alcoholism by the conditioned reflex method." J. Tenn. med. Ass. 82, 125—128.

Kapitel VII

BARBITURSÄURE-VERGIFTUNGEN

Von

LEONARD H. HOWELLS

Einleitung

Das enorme Anwachsen des Gebrauches von barbitursäurehaltigen Arzneimitteln in den letzten Jahren hat zu einem entsprechenden Anwachsen von Barbitursäure-Vergiftungen geführt. Das folgende Zitat, das in einem Herausgeberaufsatz über dieses Thema in „The Lancet" 1951 stand, ist besonders instruktiv:

„Todesfälle durch akute Barbitursäure-Vergiftungen sind seit einigen Jahren im Ansteigen, und in Amerika schätzt man sie auf über 400 im Jahr. In Schweden gab es im Jahre 1932 152 Fälle von Barbitursäure-Vergiftung mit 15 tödlichen Ausgängen, wogegen im Jahre 1947 871 Fälle in das Krankenhaus eingeliefert wurden, von denen 78 tödlich verliefen. In Dänemark waren es im gleichen Jahr 1868 mit 424 tödlichen Ausgängen. In Großbritannien ist die Herstellung von Barbituraten in den letzten 12 Jahren stark angestiegen. Wir sind zuverlässig informiert, daß im Jahre 1950 die Herstellung dieser Arzneimittel doppelt so hoch war wie im Jahre 1946 und 4mal so groß wie im Jahre 1938. Todesfälle nach Barbitursäure-Vergiftung sind dementsprechend angestiegen. Die Gesamtzahl der Todesfälle in England und Wales betrug im Jahre 1948 247, verglichen mit 53 im Jahre 1938. Nach der Einnahme großer Dosen von Barbituraten kann der Tod frühzeitig durch Atemlähmung oder Versagen des Kreislaufes infolge Schädigung des Vasomotorenzentrums oder der peripheren Gefäße oder später durch Lungenentzündung eintreten."

Es ist deshalb wichtig für den praktischen Arzt, ebenso wie für den Assistenten im Krankenhaus, sich mit den wirksamsten Mitteln vertraut zu machen, diese dringenden Fälle zu behandeln, weil prompte und wirksame Behandlung viele Leben retten wird. Die Behandlung sollte in einer logischen Reihenfolge vor sich gehen, wobei die besonderen Bedürfnisse der jeweiligen Lage im Auge zu behalten sind. Zuerst sollten Maßnahmen ergriffen werden, um das Mittel aus dem Körper herauszubekommen. Dazu gehören

Spülungen des Magens und des Colons, Abführmittel, wirksame Diurese und in manchen Fällen Entfernung des Liquors. Zweitens sollten die Hirnrinde und die lebenswichtigen Zentren stimuliert werden durch analeptische Mittel, von denen die bestbekannten Amphetamin, Picrotoxin, Strychnin und Coramin sind, wobei in Fällen von tiefem Koma mit deutlicher Lähmung des Atemzentrums der Patient in einen mechanischen Respirator gebracht werden muß oder die Zwerchfellnerven elektrisch gereizt werden müssen. Drittens sollte der Wasser- und Mineralhaushalt durch intravenöse Infusionen und — wenn notwendig — die Zirkulation durch entsprechende Mittel aufrechterhalten werden. Viertens sollten nachträgliche Komplikationen wie Pneumonie und andere interkurrente Infektionen durch prophylaktische Anwendung von Antibiotika und Chemotherapie verhütet werden.

Der Wert des Amphetamin als Analeptikum

In diesem Kapitel ist beabsichtigt, etwas ausführlicher den Wert von Amphetaminsulfat als Analeptikum zu besprechen. Vor allem soll klar festgehalten werden, daß Amphetamin nur im Sinne einer unterstützenden Behandlung Bedeutung hat und normalerweise nur in Verbindung mit anderen, bereits geschilderten Behandlungsmethoden verwendet werden sollte.

Seine stimulierende Wirkung auf die höheren, lebenswichtigen Zentren, verbunden mit seiner relativ niedrigen Toxicität, machen Amphetamin zu einem Mittel der Wahl. Obwohl manche Autoren bei einer schweren Lähmung des Atemzentrums davon abraten, weil sie meinen, daß es hierbei eine vergleichsweise nur schwache Wirkung hat, so liegen doch im Tierexperiment wie auch beim Menschen einwandfreie Beweise dafür vor, daß Amphetamin eine therapeutisch gute Wirkung auf das Atemzentrum besitzt. Doch sollten auch noch andere Mittel gebraucht werden, um in Fällen von schweren Vergiftungen mit deutlicher Atemlähmung die Atmung anzuregen und aufrecht zu erhalten. Bei der Wiederbelebung komatöser Patienten wirkt es schon in einem frühen Stadium lebensrettend und verringert das Auftreten und die Schwere späterer Komplikationen. Nach allgemeiner klinischer Erfahrung ruft Amphetamin selbst in sehr großen Dosen niemals Krämpfe hervor, ein großer Vorteil, wenn man seinen Wert als Analeptikum mit

Picrotoxin vergleicht. Seine Wirksamkeit als Antagonist gegen
Barbiturat-Narkosen ist experimentell nachweisbar, so hat es z.B.
einen deutlich stimulierenden Effekt bei Schizophrenen, die mit
Natriumamytal narkotisiert wurden (MYERSON, 1940), und auch
im Tierexperiment bei Barbiturat-Narkosen wurde dieser Antagonismus demonstriert (ALLES, 1933; LUMIÉRE u. MEYER, 1938).
Ein wichtiger Beitrag zur Behandlung der akuten Barbitursäure-Vergiftung stammt von RIISHEDE (1950), der 193 Patienten
behandelte. Die Behandlung war in allen Fällen dieselbe, mit dem
einzigen Unterschied, daß als Analeptikum in 61 Fällen Coramin
und in 132 Fällen Amphetamin benutzt wurde. RIISHEDE fand,
daß in der Amphetamin-Reihe die allgemeine Sterblichkeit 9%
und in der Coraminreihe 44%, d. i. 5 mal soviel, betrug. Wenn man
die schweren Fälle für sich nimmt, war die Sterblichkeit bei den
58 Amphetaminfällen 21% und bei den 43 Coraminfällen 63%.
In der Amphetaminreihe war der Verlauf frei von Zwischenfällen.
Keiner der Patienten, die bei Bewußtsein waren, verschlimmerte
sich oder starb. Wenn der komatöse Zustand vorüber war, war der
Patient gerettet. Bei den tödlichen Fällen ergab die Sektion keinerlei
auf das Mittel zurückzuführende Veränderungen an den verschiedenen Organen. FRIEDMAN u. HARRIS (1951) benutzten Amphetamin in 9 Fällen von Barbitursäure-Vergiftung mit tiefem Koma.
Von diesen erholten sich 8, einer starb an akutem Lungenödem
während der Behandlung. DICK (1952) behandelte 11 Fälle von
Barbitursäure-Vergiftung erfolgreich. Er benutzte Amphetamin als
das Hauptanaleptikum, und seine Erfahrungen gehen parallel mit
den günstigen Resultaten bei 160 Fällen, die er aus der Literatur
zusammenstellte. Bei diesen kleinen Serien gab es keine Todesfälle
und keine Krämpfe, und er schloß, daß Amphetamin wegen seiner
Sicherheit das ideale Analeptikum ist, wenn es bei schweren Barbitursäure-Vergiftungen mit einer rationellen Unterstützungsbehand-
lung kombiniert wird.
   FREIREICH u. LANDSBERG (1946) berichten über die Anwendung
von „Benzedrin" bei 14 Barbitursäure-Vergiftungen, von denen 13
gerettet wurden. Diese Untersucher gaben besonders große Mengen,
weil nach ihrer Ansicht die antagonistische pharmakologische Wirkung von Benzedrinsulfat und Barbitursäuren den Gebrauch von
viel größeren Dosen des ersten Mittels erlaubt, als sie unter normalen physiologischen Bedingungen angewendet werden. Sie betonen

ferner die potentielle Gefahr einer Lungenstauung, Anschoppung, Pneumonie und Atelektase, die ein aktives Vorgehen verlangt. Ein Patient in dieser Reihe, der 2,8 g Barbitursäure und 0,65 g Bromide eingenommen hatte, erhielt bis zu 400 mg Benzedrinsulfat intravenös innerhalb von 8 Std. Die meisten Patienten reagierten jedoch bereits auf viel kleinere Dosen.

Außer diesen Mitteilungen besteht eine allgemeine Übereinstimmung in der Literatur, daß Amphetaminsulfat von großem Wert als unterstützende Maßnahme in der Behandlung schwerer Barbitursäure-Vergiftungen ist, wobei in Fällen von leichter Vergiftung kleine Dosen des Mittels intravenös oder intramuskulär oft den Patienten ohne drastischere Maßnahmen wiederbeleben. Es ist ebenfalls wertvoll, die leichte depressive Stimmung und körperliche Lethargie zu beheben, die oft dem gewohnheitsmäßigen Gebrauch von Barbituraten folgt.

Dosierung des Amphetamin

Die Dosis von Amphetaminsulfat muß in jedem einzelnen Falle unter Berücksichtigung der Tiefe und Schnelligkeit der Atmung, der Blutdruckwerte, der Qualität und Frequenz des Pulses, der Tiefe des Koma, des allgemeinen Tonus und der Erweckbarkeit festgelegt werden. Die Anfangsdosis sollte 20—40 mg intravenös betragen, dann sollten stündlich 40—50 mg intramuskulär gegeben werden, bis eine deutliche Reaktion erfolgt ist. Es folgen 10—20 mg intramuskulär jede Stunde, bis der Patient vollständig aus dem Koma erwacht ist. Eine andere Methode besteht darin, 20 mg alle 30 min intravenös zu geben und dann beim Erwachen kleine Mengen intravenös in größeren Intervallen für einige Stunden. Natürlich muß man individuell variieren, abhängig von der Schwere der Vergiftung, und in einigen Fällen mag sogar die intravenöse Anwendung jede Stunde bis zu 24 oder sogar 48 Std lang notwendig sein. Bei anderen werden schon viel kleinere intramuskuläre Dosen genügen. Das Befinden des Patienten ist die einzige Richtschnur für die Anzahl der Injektionen und die benötigte Gesamtmenge. Herzfrequenz und Blutdruck müssen während der ganzen Zeit aufs genaueste beobachtet werden, denn bei Eintreten von Arrhythmien oder ernsthafter Blutdrucksteigerung muß die Dosis vermindert werden. Ungünstige Nebenwirkungen treten jedoch selten auf,

selbst wenn sehr große Dosen verwendet wurden. Eine Gesamtmenge von 4,85 g ist schon gegeben worden, aber die meisten Fälle
reagieren auf viel kleinere Dosen.

Zum Schluß sei betont, daß racemisches Amphetaminsulfat mit
seiner stärkeren peripheren Wirkung gegenüber dem rechtsdrehenden Isomer das Mittel der Wahl ist.

Literatur

ALLES, G. A. (1933) „The comparative physiological actions of dl-β-phe-
nylisopropylamines. 1. Pressor effect and toxicity." J. Pharmacol. **47,**
339—354.

DICK, H. L. H. (1952) „The use of amphetamine in barbiturate poisoning"
Amer. J. med. Sci. **224,** 281—285.

FREIREICH, A. W., and LANDSBERG, J. M. (1946) „Amphetamine (benzedrine) sulfate for acute barbiturate poisoning." J. Amer. med. Ass. **131,**
661—663.

FRIEDMAN, H. A., and HARRIS, S. C. (1951) „Massive doses of amphetamine as an adjuvant in the treatment of barbiturate intoxication." Amer.
J. med. Sci. **221,** 133—136.

FRIEDMAN, H. A., and HARRIS, S. C. (1951) „Treatment of barbiturate
poisoning." Lancet, **II,** 297—298 (leading article).

LUMIÈRE, A., and MEYER, P. (1938) „L'action des phénylpropylamines
dans l'intoxication barbiturique du cobaye." C. R. Soc. Biol., Paris, **128,**
678—680.

MYERSON A. (1940), „The rationale of amphetamine (benzedrine) sulphate
therapy." Amer. J. med. Sci. **199,** 729—737.

RIISHEDE, J. (1950) „Treatment of acute barbiturate poisoning: a
comparison of nikethamide and amphetamine." Lancet, **II,** 789—792.

Kapitel VIII

PSYCHOPATHISCHE ZUSTÄNDE

Von

J. ALAN HERD, M.D., Ch.B., D.P.M., D.I.H.

Psychiater am St. George's Hospital, London, Konsultierender Psychiater
am London County Council (Mental Health Service)

Nur mit Vorsicht und Zögern sollte man die Diagnose eines psychopathischen Zustandes oder einer psychopathischen Persönlichkeit stellen, da diese Ausdrücke gewöhnlich ungenau und sogar falsch gebraucht werden. Der Grund dafür ist leicht einzusehen, denn man braucht nur die Zusammenfassung von CURRAN u. MALLINSON (1944) zu lesen mit den vielen Definitionen der heterogenen Gruppen von abnormen psychischen Zuständen, die mit diesem Wort bezeichnet werden, um zu verstehen, wie verwickelt das Problem einer genauen, aber doch den Tatsachen gerecht werdenden Beschreibung ist. In der klinischen Medizin muß die genaue Diagnose einer speziellen Behandlung vorausgehen. Da Amphetamin als ein spezifisches Mittel für eine gewisse Gruppe von Psychopathen betrachtet werden kann, ist es wichtig, festzulegen, wann das Etikett „psychopathischer Zustand" angebracht werden soll und wann nicht, bevor man im einzelnen besondere klinische Unterteilungen bei jugendlichen und erwachsenen Psychopathen und bei Kindern mit Verhaltensproblemen, womit dieses Kapitel sich hauptsächlich beschäftigt, vornimmt.

Die Krankengeschichte von typischen Patienten weist schon frühzeitig Charaktereigentümlichkeiten auf, und ihr Verhalten umfaßt jede beliebige Kombination folgender Merkmale: Unbeständigkeit des Gefühlslebens und des Temperamentes, impulsive Triebe, plötzliche Angriffslust, asoziale oder amoralische Handlungen, oft wiederholt wegen des ungenügenden Schuldgefühls und Unterschätzung der Konsequenzen, sexuelle Exzesse, sexuelle Perversionen, Alkoholexzesse. Die beruflichen Auskünfte sind häufig

schlecht, und Gemeinschaftsarbeit wird von ihnen ungünstig beeinflußt. Einige Psychopathen nehmen ihre Zuflucht zu Betrü-
gereien, einige sind selbstmordgefährdet, wieder andere begehen
Gewaltakte.

Die Diagnose eines psychopathischen Zustandes darf nicht allein
nach einem vereinzelten Zwischenfall gestellt werden, ohne daß
vorher unterstützendes Beweismaterial, oft ganz verschiedener
Art, aus der Lebensgeschichte beigebracht wird.

Die Differentialdiagnose ist wichtig. Hier kommt das bizarre Verhalten der gespaltenen Persönlichkeit (Schizophrenie) nicht vor,
die keine Krankheitseinsicht zeigt. Hier gibt es nicht wie im Falle
einer echten Manie eine dauernde psychomotorische Erregbarkeit,
Ideenflucht und übertrieben gehobene Stimmung. Auch Selbst-
täuschungen und Halluzinationen kommen nicht vor. Allerdings
sind die schizoiden, cyclothymen und paranoiden Persönlichkeiten
von psychopathischen Zustandsbildern auch nicht allzuweit ent-
fernt. Depressionen können bei den Psychopathen schwer sein und
Aufnahme in eine psychiatrische Klinik rechtfertigen. Aber im
allgemeinen ist das Abweichen vom normalen Verhalten bei psychopathischen Zuständen auf die Dauer nicht so schwer, um eine Ein-
weisung zu rechtfertigen. Neurotische Symptome können über-
lagert sein und von dem Patienten als die Hauptstörung angesehen
werden, aber eine genaue Anamnese wird die zugrundeliegende
Persönlichkeit schnell erkennen lassen. Mögliche körperliche Ursachen für das abnorme Verhalten müssen ausgeschlossen werden,
z. B. können Kopfverletzungen manchmal eine Ursache zu Gewaltakten bilden. Emotionelle Unbeständigkeit oder moralische
Defekte können auch bei geistig Minderwertigen gefunden werden,
aber echte psychopathische Zustände kommen nur bei Personen
von viel höheren Intelligenzgraden vor. Schließlich sollte der Ter-
minus ,,psychopathische Persönlichkeit" nicht für einen nur ex-
zentrischen Charakter gebraucht werden, noch für Menschen mit
künstlerischem Temperament, die — obwohl sie sich vielleicht
nicht mit den allgemein akzeptierten gesellschaftlichen Konven-
tionen abfinden noch sich ihnen fügen — trotzdem vergleichsweise
selten, wenn überhaupt, ein schwieriges soziales Problem darstellen.

Über die Anwendung von Amphetamin bei gewissen Verhaltens-
schwierigkeiten wurde zuerst von Bradley 1937 berichtet, der

fand, daß 15 von 30 Kindern, die das Mittel bekamen, in ihren emotionellen Reaktionen deutlich gedämpft wurden. Er stellte auch bei vielen von ihnen eine sichere Abweichung des Elektroencephalogramms fest. Der Typ des Kindes, der auf die Behandlung anspricht, ist hyperkinetisch und erregbar, zeigt launenhafte Verstimmungen, schläft sehr tief und leidet an Enuresis nocturna. Die Abweichung des Elektroencephalogramms heißt jetzt „persistierender Theta-Rhythmus"; dieser ändert sich im Verhältnis zur klinischen Besserung nicht (LINDSLEY u. HENRY, 1942).

HILL u. WATTERSON (1942) konnten einen ähnlichen Typus des Elektroencephalogramms bei vielen aggressiven erwachsenen Psychopathen finden und veranlaßte sie zu einem Versuch mit Amphetamin in solchen Fällen. HILL (1947) beschrieb im einzelnen die Charakteristika der Patienten, die besonders für eine solche Behandlung geeignet erschienen. Sie leiden an periodischen, plötzlichen und unkontrollierbaren Ausbrüchen von Wut, impulsivem Verhalten bei der geringsten Provokation, gewöhnlich mit verhältnismäßig leichten Gewaltakten und einer Tendenz zu allgemeinem feindlichem Verhalten bei einer selbst geringen Enttäuschung. Die Harmonie zu Hause und im Beruf ist gestört. Freundschaften gehen in die Brüche, aber selbst in diesem Zustand sind sie noch „fähig zu echten persönlichen Beziehungen". Diese persönliche Wärme tritt in der Sprechstunde häufig zutage, wenn der Patient Behandlung wünscht und echte Besorgnis über seine Ausbrüche äußert. Andererseits kann er auch zeigen, wie intolerant er sein würde, wenn die Behandlung ihm nicht schnell genug hilft. HILL beschreibt weiterhin konstitutionelle Charakteristika, die „so häufig zusammen vorkommen, daß sie vielleicht den Anspruch auf einen Symptomenkomplex machen können. Es sind dies sehr tiefer Schlaf, spätes Aufhören einer Enuresis nocturna (im 11. Lebensjahr), ein exzessiver oder krankhaft gesteigerter Sexualtrieb, in der Familie gewöhnlich ein Fall von Epilepsie und gelegentlich Krämpfe bei dem Patienten selbst".

Besonderes Gewicht wurde von BENDER u. COTTINGTON (1942) auf die richtige klinische Auswahl von Kindern mit Verhaltensstörungen gelegt. Dies gilt ebenso für jugendliche und erwachsene Personen. Das Fehlen der typischen Elektroencephalogramm-Abweichungen ist an und für sich noch keine Gegenindikation, aber bei anderen Typen psychopathischer Persönlichkeiten und bei

Zuständen, die geistigen Störungen nahekommen, kann das Mittel
Angstzustände, Spannungen, Schlaflosigkeit und Gewaltakte her-
vorrufen. Bei echten Psychosen kann es sogar die psychiatrischen
Symptome akzentuieren (Schube u. a., 1937).

Bei richtig ausgewählten Patienten jedoch besteht die Wirkung
des Amphetamin darin, die Erregungen zu dämpfen im Gegensatz
zu seiner normalen Rolle der Stimulation. Um Resultate zu erzielen, muß man mit der Dosierung etwas kühn sein und wissen,
daß die Toleranz dieser Patienten außerordentlich hoch ist und
auch der Schlaf dadurch nicht gestört wird. Im Kindesalter sollten
5—15 mg sowohl beim Aufstehen als auch nach dem Mittagessen
gegeben werden. Erwachsene brauchen 25—40 mg täglich. Man
beginnt mit 5 mg am Morgen des 1. Tages, in den folgenden 4 oder 5
Tagen gibt man in verteilten Dosen 10 mg beim Aufstehen und
nach dem Mittagessen und steigert die Dosis um 5 mg in gleichen
Intervallen, bis die wirksame Gesamtdosierung erreicht ist. In
einigen Fällen ist es möglich gewesen, die Behandlung nach einigen
Monaten auszusetzen. Bei anderen mußte sie unter Überwachung
für 1 Jahr oder länger fortgesetzt werden; dabei muß im Auge behalten werden, daß diese Patienten zur Unzuverlässigkeit neigen
und von sich aus ohne ärztlichen Rat aufhören, das Mittel zu nehmen. Andererseits können sie auch exzessive Dosen nehmen. Wenn
man sich entschlossen hat, das Mittel abzusetzen, sollte es normalerweise allmählich geschehen, obwohl kein sicherer Anhalt dafür
besteht, daß die Patienten durch einen plötzlichen Entzug beeinflußt werden.

Die Wirkung des Amphetamin soll darin bestehen, ,,die Persönlichkeit besser zu integrieren, die primären Wünsche und Triebe
reifer zum Ausdruck zu bringen'' (Hill, 1947.) Eine größere Harmonie zu Hause, ein stetigeres Verhalten im Beruf und damit eine
sicherere finanzielle Basis, Aufhören alkoholischer und sexueller
Exzesse werden in kurzer Zeit bemerkt, wenn die optimale Dosierung erreicht ist. Die unmittelbare Prognose ist deshalb viel günstiger als bei anderen psychopathischen Zuständen.

Obwohl Psychotherapie für einige Psychopathen nur von be-
grenztem Wert ist und keine Heilung für die aggressiven Fälle darstellt, sollte doch diese unterstützende Therapie mit der Anwendung
von Amphetamin kombiniert werden, besonders in den ersten paar
Wochen. Die Elektroschockbehandlung hilft diesen Patienten nicht,

und in einer Übersicht über präfrontale Leukotomie von PAR-
TRIDGE (1950) wurden die schlechtesten Resultate bei den psychopathischen Zuständen der aggressiven Gruppe beobachtet.
Amphetamin ist auch wertvoll bei der Behandlung leichter
Depressionen, aber in solchen Fällen sollte es nur als symptoma-
tische Behandlung vorübergehender Art betrachtet werden. 15 bis
20 mg täglich in verteilter Dosis ist gewöhnlich erforderlich, bevor
ein erkennbares Resultat vorliegt, und sorgfältige Beobachtung
von unerwünschten Nebenwirkungen, wie sie früher erwähnt sind,
ist notwendig.

In allen Fällen sollte man sich — soweit es durchführbar ist —
versichern, daß das Mittel so genommen wird, wie es verordnet
wurde. Es gibt Berichte über Überdosierung bei Psychopathen und
über Mißbrauch (SHORVON, 1947; KNAPP, 1952). Ein Fall wurde von
PETERSON u. SOMERVILLE (1949) mitgeteilt, der 25—50 Tabletten
täglich nahm, um sich einen Rauschzustand zu verschaffen, der
den des Alkohols ersetzen sollte. Glücklicherweise scheint es selten
vorzukommen, daß daraus ernsthafte unangenehme Folgen entstehen.

Der genaue Mechanismus, wodurch Amphetamin eine solche Be-
ruhigung des Gefühlslebens bei aggressiven Psychopathen verursacht, ist noch unbekannt. PICKWORTH (1952) behauptete, daß
Amphetamin die Blutgefäße des Corpus striatum erweitert. Seine
Stellungnahme zu dem Problem cerebraler Mechanismen, die das
allgemeine Verhalten verändern können, ist von großem Interesse.
Unter Berücksichtigung der Tatsache, daß die hohe Dosierung,
die diese Patienten bekommen, den gegenteiligen Effekt zu den
normalen Dosen bei Fällen mit leichter Depression haben, ist es
möglich, daß durch die Änderung der cerebralen capillaren Durchblutung andere synaptische Systeme zur Wirkung gebracht werden, wenn nicht die vermehrte Sauerstoffversorgung allein schon
genügt, um eine verstärkte Rindenaktivität zu dämpfen. Untersuchungen am Menschen in Unterdruckkammern und Bergwerken
bei kurzfristigem Sauerstoffentzug haben gezeigt, daß eine der
Folgen unkontrollierbare Gefühlsausbrüche waren (MCFARLAND,
1932). Diese Beobachtung unterstützt die Ansicht, daß — was für
eine Wirkung Amphetamin auch immer bei aggressiven Psychopathen haben mag — die vermehrte Sauerstoffversorgung des Gehirns dabei wahrscheinlich eine wichtige Rolle spielt.

Die psychopathischen Persönlichkeiten, deren klinischer Zustand
darauf hinweist, daß sie durch Amphetamin Nutzen haben werden,
bilden nur einen kleinen Teil der Gruppe, aber in therapeutischer
Hinsicht ist er sehr wichtig. Viele Psychopathen werden karitativen
Gesellschaften überwiesen, die an einer möglichen Lösung der durch
die Kranken verursachten Probleme mithelfen sollen, oder zu
psychiatrisch ausgebildeten Betreuern, die den örtlichen Behörden
angehören, aber in Verbindung mit der staatlichen Betreuungs-
organisation des Gesundheitsdienstes stehen. Manche Fälle mögen
niemals eine medizinische oder psychiatrische Beurteilung ihres
Verhaltens gehabt haben, deshalb sollte eine gute Zusammenarbeit
zwischen diesen Betreuern und den Hausärzten eine gewisse Sicherheit dafür geben, daß keine therapeutischen Möglichkeiten übersehen werden.

Literatur

BENDER, L., and COTTINGTON, F. (1942) „The use of amphetamine sulfate (benzedrine) in child psychiatry." Amer. J. Psychiat. **99**, 116—121.

BRADLEY, C. (1937) „The behaviour of children receiving benzedrine."
Amer. J. Psychiat. **94**, 577—585.

CURRAN, D., and MALLINSON, P. (1944) „Psychopathic personality."
J. ment. Sci. **90**, 266—286.

HILL, D. (1947) „Amphetamine in psychopathic states." Brit. J. Addict.
44, 50—54.

HILL, D., and WATTERSON, D. (1942) „Electro-encephalographic studies
of psychiatric personalities." J. Neurol. Psychiat. **5**, 47—65.

KNAPP, P. H. (1952) „Amphetamine and addiction." J. nerv. ment.
Dis. **115**, 406—432.

LINDSLEY, D. B., and HENRY, C. E. (1942) „The effect of drugs on
behaviour and the electro-encephalograms of children with behaviour disorders." Psychosom. Med. **4**, 140—149.

McFARLAND, R. A. (1932) „The psychological effects of oxygen deprivation
(anoxemia) on human behaviour." Arch. Psychol., N. Y. **22**, 145.

PARTRIDGE, M. (1950) „Pre-frontal leucotomy." Oxford: Blackwell
Scientific Publications.

PETERSON, B. H., and SOMERVILLE, D. M. (1949) „Excessive use of
‚Benzedrine' by a psychopath." Med. J. Aust. **II**, 948—949.

PICKWORTH, F. A. (1952) „New outlook on mental diseases." Bristol:
John Wright and Sons Ltd.

SCHUBE, P. G., McMANAMY, M. C., TRAPP, C. E., and MYERSON, A. (1937)
„The effect of benzedrine sulphate on certain abnormal states." Amèr. J.
Psychiat. **94**, 27—32.

SHORVON, H. J. (1947) „Benzedrine in psychopathy and behaviour
disorders." Brit. J. Addict. **44**, 58—63.

Kapitel IX

ENURESIS UND ANDERE VERHALTENSSTÖRUNGEN IM KINDESALTER

Von

R. SESSIONS HODGE, M.R.C.S., L.R.C.P., D.P.M.

Direktor der neuropsychiatrischen Abteilung des Musgrove Park Hospital, Taunton,
Somerset; Psychiater am Burden Neurological Institute, Bristol

W. SARGANT u. E. SLATER widmen in ihrem Buch „Eine Einführung in die physikalischen Behandlungsmethoden der Psychiatrie" (Edinburgh, E. & S. Livingstone Ltd., 1948) der Diskussion über den Nutzen von Amphetaminsulfat mehrere Seiten und besprechen seine Wirkung auf Blutdruck, Appetit und Schlaf. Sie lenken die Aufmerksamkeit auf die verschiedene Reaktion der Pykniker und der Astheniker und auf die parasympathotonischen und sympathotonischen Wirkungen. Sie kommen zu dem allgemeinen Schluß, daß dieses Mittel wirklichen Wert bei der Narkolepsie hat, bei leichten depressiven Zuständen und dort, wo über eine gewisse Zeitspanne eine verstärkte geistige Konzentration erforderlich ist. Zu ihren interessanteren Beobachtungen gehören jene, die die Wirkung von Amphetaminsulfat auf Verhaltensstörungen aggressiver und hyperkinetischer Art bei Kindern und bei aggressiven Psychopathen betreffen. Sie betonen auch die großen Dosen, die hierbei gegeben und auch von den Patienten vertragen werden können.

Nach D. HILL (1947) ist die oft überraschende Verträglichkeit von Amphetamin der beste klinisch-diagnostische Test für diese Gruppe. Tiefer Schlaf nach 20 mg mit der Abendmahlzeit ist nichts Ungewöhnliches, und Dosen bis 60 mg täglich können ohne Beeinträchtigung der Schlaffunktion verordnet werden.

Kürzlich wurde eine weitere Arbeit veröffentlicht, die vielleicht dazu beiträgt, sowohl hypothetisch als auch experimentell, obige Beobachtungen miteinander zu verknüpfen und eine versuchsweise

Erklärung der neurophysiologischen Mechanismen zu geben, die
solchen augenscheinlich verschiedenen Phänomenen wie Enuresis,
Psychopathie, rückfälligen asozialen Handlungen und atypischen
epileptiformen Anfällen zugrunde liegen.

In einer Arbeit, die in den „Archives of Disease in Childhood"
(27, 498—504, 1952) veröffentlicht wurde, geben R. Sessions
Hodge u. H. M. Hutchings eine Übersicht über das Problem der
Enuresis. Dieses Gebiet hat eine beträchtliche Geschichte und
Literatur. Bei dem Studium dieser Arbeiten stellte es sich heraus,
daß schon andere Autoren die unzulängliche Großhirnhemmung
beobachtet hatten, die man nicht nur in Fällen von Enuresis,
sondern auch bei anderen Störungen findet. Stalker u. Band
wiesen 1946 darauf hin, daß ähnlich wie bei den Enuresis-Kranken
auch beim Psychopathen eine hemmende Kontrolle fehle, und ein
ähnlicher Bericht kam kürzlich aus der Feder von Michaels u.
Steinberg (1952) in ihrer Arbeit über fortdauernde Enuresis und
jugendliche Kriminalität. McGraw (1950) diskutierte „das Funk-
tionieren des Reifungsvorganges für Unterscheidung und Verall-
gemeinerung", und Higgins, Williams und Nash meinten 1951,
daß „Beweise dafür beizubringen sind, daß Miktionsstörungen mit
besonderen Feldern im Gehirn in Zusammenhang stehen".

Aus diesen und anderen Erwägungen heraus wurde angenommen,
daß das Phänomen der Enuresis nocturna ein Schulbeispiel für
Versagen oder Erschwerung cerebraler Anpassungsmechanismen ist
und daß die primär gestörten Regionen in der thalamoretikulären
Bahn zu dem Brodmannschen Feld 24 (caudales Ende des gyrus
cinguli) liegen. Es wurde ferner behauptet, daß diese verzögerte
Anpassung korrigiert werden kann, wenn die cerebrale Aktivität genügend und selektiv gesteigert werden kann, so daß Impulse, die auf
dem Wege der thalamoretikulären Bahn laufen, die Hirnrinde mit
einer so großen Amplitude erreichen, daß sie dort eine entsprechende
Hemmung hervorrufen. Die Voraussetzung, daß solch ein Mechanismus besteht, war die, daß die „heftige Reaktion und anschlies-
sende Stabilisierung"(McGraw) strukturell überhaupt möglich war.

Im Falle der Enuresis nocturna könnte eine solche Reaktion
nach McGraw kaum vor dem 530. Lebenstage erwartet werden.
Es ist möglich, daß solch ein an eine bestimmte Zeit gebundener
Mechanismus eine „Stufenreaktion" darstellt, wie sie Ross Ashby
in seinem neuen Buch „Plan für ein Gehirn" beschrieben hat.

Um zu beweisen, daß eine langdauernde Enuresis nocturna wirklich auf einer verzögerten cerebralen Anpassung beruht, haben SESSIONS HODGE u. HUTCHINGS 131 Fälle von langdauernder Enuresis gesammelt und sie gleichzeitig mit Amphetaminsulfat auf folgende Weise behandelt.

Der Mutter wurde eine Karte gegeben, auf welcher sie täglich notieren sollte, ,,naß'', ,,trocken'' oder ,,weniger naß'', wobei die letzte Angabe von besonderer Wichtigkeit ist.

Das Mittel wurde in Tabletten zu 5 mg verwandt, beginnend mit einer Tablette am Abend beim Zubettgehen, gefolgt von 2 Tabletten um 10—10.30 Uhr abends, wenn das Kind zum Urinieren aufgehoben wird. Die Dosis ist verschieden je nach Reaktion. Ein Kind, das gewöhnlich naß ist, wenn es aufgehoben wird — einige, wenn auch wenige, verhielten sich so — braucht sogar 3—4 Tabletten beim Schlafengehen und eine entsprechend erhöhte Dosis um 10 Uhr nachts.

Die größte Dosis, die einem besonders stumpfen Mädchen gegeben wurde, bestand aus 4 Tabletten beim Schlafengehen und 6 Tabletten um 10 Uhr abends. Bei nur 3 Fällen mußte die Behandlung unterbrochen werden wegen erheblicher Unruhe. Störungen oder Reaktionen von seiten des Herzens wurden nicht beobachtet, und nur einige wenige Kinder zeigten deutlich verminderten Appetit. Wenn die Dosis um 10 Uhr abends erhöht werden mußte und die Unruhe störend war, wurden 50 mg Seconal hinzugefügt und das Amphetaminsulfat weiter gegeben.

Einige interessante Beobachtungen wurden bei dieser Therapie gemacht. Die Kinder wurden gewöhnlich erst nach und nach trocken. Das Urteil der Eltern hieß, ,,es ist nur noch ein kleiner Fleck jetzt'' oder ,,nur die Pyjamas sind morgens feucht'', wogegen vorher die entleerte Urinmenge solche Beschreibungen veranlaßte wie z. B. ,,ein ganzes Bett voll'' oder ,,ein Sumpf''.

Vielleicht gibt es eine kritische Schwellendosis, unterhalb derer das Bett naß ist und oberhalb welcher es trocken bleibt. So bemerkte ein intelligenter Junge, der seinen Bericht selbst machte, daß er mit 7 Tabletten trocken war, mit 6 naß. Andere Bemerkungen der Eltern waren: ,,Er hat sich viel besser in der Gewalt — ist lebhafter'', ,,kommt besser in der Schule fort''. Die durchschnittliche Dauer der Behandlung betrug 10 Monate und die Erfolgsquote 45%.

Die verwendete Dosierung ist besonders bemerkenswert. Dieselbe
gute Verträglichkeit großer Amphetamindosen sieht man bei Fällen
von Psychopathie, deren Definition so schwer und deren Diagnose
so wichtig ist. Vielleicht darf man annehmen, daß der Psychopath
ein Mensch ist, der hinsichtlich seiner Verhaltensweise so organisiert
ist wie ein Kind von ungefähr 4—7 Jahren, und daß er die elek-
troencephalographischen Begleiterscheinungen dieser Unreife zeigen
kann — und gewöhnlich auch zeigt.

Elektroencephalographische Untersuchungen bei Enuretikern
durch Sessions Hodge u. Hutchings (1952) und E. C. Turton
(Elektroencephalographische Gesellschaft, unveröffentlicht) zeigen,
daß die Gruppe der Enuretiker vorwiegend Kurven hat, die auf
einen Reifungsdefekt und daher auch auf eine unvollkommene
adaptive Fähigkeit hinweisen. Es gibt noch mehr Beweise dafür,
daß diese beiden Syndrome einen unwirksamen cerebralen An-
passungsmechanismus gemeinsam haben. Bei beiden gibt es eine
augenscheinliche Unfähigkeit, „aus Erfahrung zu lernen". In beiden
Fällen ist die Schwierigkeit, intracerebrale Lernbahnen festzuhalten,
verbunden mit der entsprechenden Hemmung, ein deutlich sich
abzeichnender Zug.

M. Laufer, E. Denhoff u. E. Rubin beschreiben in einer Arbeit
(im Druck) ihre Erfahrungen bei der Anwendung der Gastaut-
Licht-Cardiazol-Technik (Gastaut, H., „Kombinierte Gehirn-
reizung mit Licht und Cardiazol", Electroenceph. clin. Neuro-
physiol. 2, 249—261, 1950) bei einer Gruppe von Kindern, die Verhaltensstörungen zeigte. Sie meinen, daß gewisse Verhaltensweisen,
wenn sie zusammen vorkommen, ein organisches Syndrom bilden,
und sie beschreiben als wesentliche Komponenten Hyperaktivi-
tät, kurze Aufmerksamkeitsspanne, geringe Konzentrationskraft,
schnelle Veränderlichkeit, Impulsivität, Erregbarkeit, Tempera-
mentsausbrüche und schlechte Schulleistungen.

Die Kinder der untersuchten Gruppe, die dieses Syndrom zeigten,
hatten eine besonders niedrige Schwelle für die Licht-Cardiazol-
Erregung, aber es wurde auch festgestellt, daß die Anwendung
von Amphetaminsulfat in klinisch wirksamer Dosierung die Schwelle
gegenüber der der („nicht organischen") Kontrollgruppe erhöhte.

Laufer und Mitarbeiter stimmen darin mit Gastaut überein,
daß Cardiazol auf die tieferen Teile des Gehirns wirkt, „indem es
die synaptische Übermittlung im Thalamus erleichtert und auf

diesem Wege Verbindungen zum Thalamus opticus eröffnet, die unter normalen Verhältnissen funktionell nicht durchgängig sind". Sie meinen weiter, daß Amphetamin durch Erhöhung der Schwelle des synaptischen Widerstandes im Diencephalon wirkt und so die normalen Verhältnisse wiederherstellt.

Professor AMADEO MARAZZI, Leiter der klinischen Forschungsabteilung in der chemischen Abteilung der amerikanischen Armee, meint in einer persönlichen Mitteilung, daß Amphetamin die synaptische Übertragung an allen untersuchten Synapsen einschließlich des Corpus geniculatum laterale hemmt oder deren Schwelle senkt.

Auch LAUFER macht auf die beträchtliche Dosis von Amphetamin (rechtsdrehend oder racemisch) aufmerksam, die Kindern gegeben werden kann, die das ,,organische Syndrom" aufweisen, und auf die lange Zeit, in der solche Dosen gut vertragen werden können.

Ein weiterer Beitrag zugunsten der Anwendung der Amphetaminsulfat-Therapie in solchen Fällen geht aus den Experimenten von P. B. BRADLEY, Birmingham (Ph. D. Thesis, Birmingham University, 1952) hervor. In einer Reihe von eleganten Experimenten, wobei BRADLEY das Cerveau isolé und das Encéphale isolé von BREMER benutzt, hat dieser gezeigt, daß sowohl das Elektrocorticogramm als auch das Allgemeinverhalten durch Amphetamin aktiviert wird und daß diese Aktivierung nicht auftritt, wenn das Mittelhirn durchschnitten ist.

Da es das aufsteigende retikuläre System des Hirnstammes ist, welches sowohl Verhalten als auch Aktivierung des Elektrocorticogramms beim normalen Tier beeinflußt, und da die erregende Wirkung des Amphetamin nach Durchschneiden des Mittelhirns blockiert wird, könnte die Wirkung des Mittels mit dieser Nervenbahn zusammenhängen. Es scheint also so, daß die vorgeschlagene Verwendung von Amphetaminsulfat, um die Hirnrinde zu ,,wecken", eine gesunde experimentelle Basis hat. Da sowohl die Kontrolle der Sphincteren wie auch die Kontrolle der ,,aggressiven Impulse" das Vorhandensein von ,,erlernten Bahnen" im Zentralnervensystem voraussetzen, erscheint die Anwendung von Amphetaminsulfat verständlich, um die Erleichterung solcher Vorgänge herbeizuführen. Dies wurde in der Praxis tatsächlich bestätigt, aber der Begriff der ,,Bahnerleichterung" befreit diejenigen, die mit der Führung solcher Fälle betraut sind, keineswegs von einer sorgfältigen

Untersuchung der gesamten Persönlichkeit und deren äußerer Umgebung. Nur bei einer Untersuchung nach allen Richtungen hin können solche Probleme in angemessener Weise gelöst werden. Dazu gehört auch die Erkenntnis für die außerordentliche Wichtigkeit, ein gut ausgewogenes Zusammenspiel aller nervösen Funktionen schließlich zu erzielen.

Ein etwas eingeschränkterer, aber doch noch wertvoller Gebrauch wird von Amphetamin in Fällen von ,,idiopathischer Epilepsie'' gemacht, wenn nach genauer Untersuchung des Falles und der zugehörigen Elektroencephalogramme die hauptsächlichen epileptogenen Herde in den tiefen (Mittelhirn-)Strukturen zu liegen scheinen.

Solche Fälle haben von Amphetaminsulfat in erheblichen Dosen Nutzen, d. h. bei Kindern unter 5 Jahren bis zu 10 mg 2mal täglich, gelegentlich kombiniert mit Tridione. Schließlich möchten wir noch die Aufmerksamkeit auf den ,,experimentellen Wert'' eines solchen Mittels lenken. Das Studium der Gehirnfunktion beim Menschen und ihre Beziehung zu der geistigen Aktivität geht weiter und wird immer noch weiter gehen. Die Beobachtung einer jeden Veränderung im Verhalten, welche der Anwendung eines kontrollierbaren Agens folgt, hat sicherlich bei solchen Forschungen besonderen Wert. Hierin liegt eine weitere Bedeutung der Arzneimittelgruppe der Amphetamine.

Literatur

ASHBY, W. R. (1952) ,,Design for a brain.'' London: Chapman & Hall, Ltd.

HIGGINS, T. T., WILLIAMS, D. I., and NASH, D. F. E. (1951) ,,The urology of childhood'', p. 13. London: Butterworth & Co. (Publishers), Ltd.

HILL, D. (1947) ,,Amphetamine in psychopathic states'', Brit. J. Addict. **44**, 51—52.

HODGE, R. SESSIONS, and HUTCHINGS, H. M. (1952) ,,Enuresis: a brief review, a tentative theory and a suggested treatment.'' Arch. Dis. Childh. **27**, 498—504.

McGRAW, M. B. (1940) ,,Neural maturation as exemplified in achievement of bladder control.'' J. Pediat. **16**, 586.

MICHAELS, J. J., and STEINBERG, A. (1952) ,,Persistent enuresis and juvenile delinquency.'' Brit. J. Delinq. **3**, 114—123.

STALKER, H., and BAND, D. (1946) ,,Persistent enuresis: a psychosomatic study.'' J. ment. Sci. **92**, 324.

Namenverzeichnis

Sachverzeichnis

MIX
Papier aus verantwortungsvollen Quellen
Paper from responsible sources
FSC® C105338

If you have any concerns about our products,
you can contact us on
ProductSafety@springernature.com

In case Publisher is established outside the EU,
the EU authorized representative is:
Springer Nature Customer Service Center GmbH
Europaplatz 3, 69115 Heidelberg, Germany

Printed by Libri Plureos GmbH
in Hamburg, Germany